Stanley Keleman

DEIN KÖRPER FORMT DEIN SELBST

Stanley Keleman

Dein Körper formt dein Selbst

Selbsterfahrung durch Bioenergetik

CIP-Kurztitelaufnahme der Deutschen Bibliothek
Keleman, Stanley:
Dein Körper formt dein Selbst : Selbsterfahrung
durch Bioenergetik / Stanley Keleman. [Aus d.
Engl. übers. von Josef Wimmer]. – Landsberg am
Lech : mvg, 1982.
 Einheitssacht.: Your body speaks its mind <dt.>
 ISBN 3-478-02860-4

Aus dem Englischen übersetzt von Josef Wimmer

© 1982 mvg moderne verlags gmbh
Wolfgang Dummer & Co., 8910 Landsberg am Lech
für die Paperbackausgabe von Keleman, »Dein Körper formt dein Selbst«
Umschlaggestaltung: Roman Gruber
Gesamtherstellung: Kösel, Kempten
Printed in Germany 020 860/982 1002
ISBN 3-478-02860-4

Für meine Eltern Rose und Joe
und für meinen Freund in Todtmoos
Graf Karlfried von Dürckheim

Inhalt

Zweiter Teil: Alternativen zur Introspektion

ERSTER TEIL

OZEANISCHE HERKUNFT

Mit Formkraft begabt

Ich komme aus der bioenergetischen Tradition, die mich gelehrt hat, wie wichtig der Körper ist. Ich habe erfahren, daß die Form und die Bewegtheit meines Körperausdrucks das Wesen meiner Existenz offenbaren. Ich habe erfahren, daß ich mein Körper bin. Ich bin nicht *ein* Körper; ich bin ein bestimmter Körper – jemand (some-*body*).

Ich habe bei meiner Arbeit erkannt, daß dies uneingeschränkt gilt. Graf Dürckheim, bei dem ich mehrere Jahre in die Lehre gegangen bin, hat es so ausgedrückt: »Der Leib, den du hast, ist der Leib, den du lebst.« Unser Gefühl und unsere Bereitschaft zu reagieren, formen unser Leben. Wir gestalten unser leibliches Selbst ebenso, wie wir unsere Wirklichkeit gestalten. Unser leibhaftes Leben gibt unserem Dasein Form.

Dein Körper ist nicht nur gefühlshaft, sondern auch mit Formkraft begabt. In uns wirkt ein fortwährender Drang, unser Leben zu gestalten und immer mehr zu sein – immer mehr Fühlung aufzunehmen, immer mehr Umgang zu pflegen, immer mehr Befriedigung zu spüren, immer mehr du selbst zu sein. Deine Fähigkeit, das Leben zu gestalten, ist die Quelle des Drangs nach Bereicherung und Erfüllung.

Schlafen und Wachen, Liegen und Stehen, Ruhen und Gehen machen das Grundmuster unseres Bewußtseins aus. Es ist ein rhythmisches Muster. Wir gehen mit der Sonne auf und unter, wir vollziehen den Tag mit, und die Nacht. Wir bringen den Rhythmus der wechselnden Tage – der Mondphasen und der Gezeiten – mit dem Rhythmus in Einklang, den wir in unserem Körper fühlen: mit Erregung und Müdigkeit, mit Wachen und Träumen, mit Samen und Menstruation, Leben und Sterben.

Womit aber kann man das Stehen vergleichen? Der erste Mensch, der sich aufgerichtet hat, muß sich sehr anders gefühlt haben. Das Stehen veränderte ihn. Aufrecht zu stehen gab ihm eine neue Ordnung, formte ihn um. Es bewirkte eine neue Lebensweise.

Stehen ist Gehen. Aufrecht zu sein erweitert die Fähigkeit, unser Verlangen zu stillen – nach Nahrung, Kontakt, Wärme und Schutz. Als wir uns aufgerichtet haben, ist der Prozeß, den wir als menschliches Bewußtsein, als das spezifisch Menschliche bezeichnen, in Gang gekommen. Aufrecht sein heißt den Zufall verringern, das Unvorhergesehene beseitigen. Wir stehen und wir stehen dazu.

Wenn wir auf unseren eigenen Füßen stehen, sammeln wir uns und drücken unser Selbst aus. Wenn wir aufstehen, verlagert sich der Schwerpunkt vom Erleben auf den Ausdruck. Das Erleben ist zwar im Ausdruck vorhanden, erfordert aber weder Sammlung noch Wagnis. Die Erfahrung füllt und erweitert uns; die Äußerung formt uns. Der Aufenthalt in der Senkrechten statt in der Waagrechten verändert den Strom der Empfindungen, polt das Nervensystem um und macht uns geselliger, wacher und individueller.

Der aufrechte Stand verändert unsere Beziehung zum Boden. Wir sind keine Land-Fische mehr, die auf allen vieren dahinschwimmen. Nun gehen wir. Es ist seltsam, daß wir hinunterwachsen müssen, um aufrecht sein zu können. Die Beine strecken sich und die Wirbelsäule hebt den Kopf hoch. Die Menschwerdung beginnt mit dem Gewahrsein. Das Gewahrsein fängt beim Stehen an, oder bei dem Drang, sich aufzurichten. Das Stehen beginnt damit, daß wir unseren Boden finden, der unserem Körper seine Form gibt. Dies wiederum geschieht, indem wir Haltungen entwickeln, die uns unser Leben ordnen helfen.

Das Leben spricht zu uns in der Sprache des Lebendigen – als Gefühl und Empfindung, als Verlangen und Bedürfnis. Unser Körper ist der Ursprung dieser Sprache. Wir sprechen zu uns in der Sprache dessen, der wir werden oder uns abmühen, zu werden, in der Sprache unserer Selbstgestaltung. – Aus der Fülle des Lebens bin ich als Mensch geformt worden. Auf der Grundlage meiner Selbstformung schreibe ich dieses Buch.

Die Wurzeln des Gewahrseins im Körper

Ich habe etwas Außergewöhnliches erlebt. Ich buchte eine Schiffsreise von Hamburg nach Los Angeles. Ich wollte mit dem Schiff fahren, weil ich nicht fliegen wollte; ich wollte nicht in zwölf kurzen Stunden in meine Kultur zurückgeschleudert werden. Ich hatte ungefähr drei Jahre in Deutschland gelebt und stellte mir eine lange und gemütliche Schiffsreise vor. Meine Phantasie: einunddreißig Tage – keine Möglichkeit, wegzulaufen; es würde ein Fest werden.

Ich ging also an Bord, und der Steward sagte zu mir: »Welche Kabine möchten Sie?«

Ich sagte: »Wie meinen Sie das, ›welche Kabine möchten Sie‹?«

Er sagte: »Sie können jede Kabine haben, die Sie wollen. Sie sind der einzige Passagier.«

Einunddreißig Tage ...

Der Kapitän und ich waren die einzigen, die offizielle Mahlzeiten einnahmen. Ab und zu kam der Obermaat herein. Wir frühstückten um acht Uhr. Am zweiten Morgen auf See kam ich gerade in dem Augenblick hinunter, als der Steward die Uhr um eine Viertelstunde zurückstellte. »Wir essen in fünfzehn Minuten«, teilte er mir mit.

Ich sagte: »Aber es ist acht Uhr.«

»Nee«, sagte er, »wir haben gerade einen Meridian überquert. Sie muß zurückgestellt werden.«

So ging es jeden Tag. Wenn ich hinunterkam, stellte der Steward die Uhr zurück. Das hieß, daß ich immer später frühstückte, weil ich immer noch zur selben Zeit aufstand wie am Beginn der Reise. Aber irgendwann war der Punkt erreicht, an dem ich mich weigerte, erst vier Stunden nach dem Aufstehen zu frühstücken. Ich fing an, dann zu essen, wenn ich hungrig war. Ich war der einzige Passagier; mit fünf Dollar machte ich mir den Steward zum Freund, und er gab mir zu essen, wann immer ich wollte. Ich setzte mich zu Tisch, um dem Kapitän Gesellschaft zu leisten, aber nicht, um zu frühstücken. So entdeckte ich allmählich meine innere Uhr. Und je mehr ich aß, wenn ich hungrig war, und schlief, wenn ich müde war, desto mehr veränderte sich meine Wahrnehmung der Welt um mich herum. Ich wurde zu dem, der das Meer war, zu dem, der die halbdurchlässigen Membranen formte und dadurch das Meer in ein Innen und Außen teilte, zu dem, der mich zu dem machte, der ich bin.

Wenn ich gesättigt war, legte ich mich schlafen. Ich wachte hungrig auf und war frisch aufgeladen mit Erregung. »Oh«, sagte ich zu mir, »dieser Rhythmus des Wachens und Schlafens, des Stehens und Sich-Niederlegens hat etwas mit Erregung zu tun. Die Erregung sammelt sich und breitet sich aus. Wenn ich auf bin, wach bin und stehe, bin ich erregt; wenn ich mich schlafen lege, bin ich unerregt.«

Während dieser 31 Tage an Bord begann ich zu begreifen, daß Erregung in Wellen verläuft und daß der Anstoß von mir selbst kommt. Ich stehe und bin tätig; daß ich meine Welt schaffe, ich selbst bin, hat mit meinem Auf-Sein zu tun. Und dann lege ich mich nieder, um mich wieder aufzuladen. Das Auf und Ab meines täglichen Lebens ist nicht einander entgegengesetzt, sondern ergänzt sich; es stellt die zwei Seiten meiner Erregung dar, die mich formen und bilden. Im Schlaf verwandle ich mir den vergangenen Tag an. Er gestaltet meine Nacht – so wie die Welt meiner Nacht, mit ihren Träumen und Gesichten, meinem neuen Tag Form verleiht.

Wir reden viel über das Gewahrsein. Was ist Gewahrsein? Was ist Bewußtsein? Für mich ist Gewahrsein das Leben selbst. Ich glaube nicht, daß ein bewußter Anteil in uns unabhängig von unserem Körper unser Verhalten steuert. Ich glaube vielmehr, daß die Lebensvorgänge – die sich in Bewegung, im Fühlen, Wahrnehmen und im Schaffen von Sinnzusammenhängen äußern – den Bereich unserer Erfahrung formen, den wir Wissen nennen. Gewahrsein nennen wir die Wahrnehmung unseres Lebendigseins. Gewahrsein ist, worum es in unserem Leben geht.

Wenn ich mir vorstelle, ein Meer zu sein, eine gekräuselte Wasserfläche, die oszilliert und pulsiert, dann ist mein Gewahrsein der Teil von mir, der erregt ist. Manchmal weiß ich, wer ich bin, und manchmal kann ich nicht erkennen, wer ich werde, je nachdem wo meine Erregung gerade ist und wie stark sie ist.

Wir wissen von uns, wenn unsere Erregung in Form von Handlungen und Gefühlen, Erwartungen und Wünschen in Erscheinung tritt. Die meiste Energie findet sich an der Oberfläche, die wir fortwährend gestalten und umgestalten. Unsere Grenze ist die Grenzlinie unserer Erregung; sie ist der Ort, wo wir – unsere Gestalt, die besondere Person, die wir sind – in Form unserer Erfahrung auftauchen. Das Urmeer wallt auf und schafft das Individuum.

Wonne und Pein des Menschseins beruhen darauf, daß wir unser Leben in der unmittelbaren Gegenwart leben und erleben. Und da wir aufrecht stehen können, können wir auch in die Ferne, in die Zukunft schauen. Wir leben also beide Seiten des Augenblicks gleichzeitig. Es gibt kein Tier, dessen Erregungsmuster den Augenblick auf diese Weise erweitert. Kein anderes Tier ist so erfüllt von der Kraft, die hinausreicht und dem Form verleiht, was noch nicht vorhanden ist.

Wachen, Stehen und Gehen lassen uns dem Ozean entsteigen, diesem grenzenlosen Raum, wo wir reine Ausdehnung sind. Während meiner Schiffsreise von Europa nach Amerika entdeckte ich, daß mein Gewahrsein in Wirklichkeit der Strom der Erregung ist, die zur Form drängt. Wenn das Grenzenlose Grenzen findet – das ist Gewahrsein.

Die andauernde Formwerdung des Selbst ist der Inhalt unseres Bewußtseins. Wenn wir uns hinlegen, werden die Erregung, das Gewahrsein und unser Gefühl von uns selbst flacher und breiter, und unsere Grenzen verschwimmen. Wenn wir aufstehen, verstärkt sich die Erregung, das Gewahrsein und das

Selbstgefühl vertiefen sich, während wir uns im Schwerefeld der Erde wieder ins Lot bringen.

Stehen ist der Vorstoß des zur Form findenden Selbst, der Vorstoß zur individuellen Lebensgestaltung, zur Schaffung einer eigenen Lebensart. Wenn wir aufstehen, grenzen wir einen Raum für neue Antworten und neue Brennpunkte aus. Wir erleben eine neue Form von Lust und neue Weisen, wie wir unsere Liebe zueinander ausdrücken können. Laut wird Rede und nimmt die Wesensmerkmale von Sprache an. Die Gemütsbewegungen im Wachen und Stehen formen den menschlichen Körper, das menschliche Bewußtsein. Der wache Körper *ist* unser Bewußtsein.

Der wache Körper

An jedem Tag unseres Lebens gibt es zwei herausragende und bedeutungsvolle Ereignisse. Am Morgen stehen wir auf. Am Abend legen wir uns schlafen. Einfache Ereignisse. Unser Leben ist ausgespannt zwischen diesen beiden Ereignissen.

Das Menschentier kriecht nicht mehr auf dem Bauch; es hat sich allmählich auf die Füße gestellt. In unserer Entwicklungsgeschichte verkörpern sich zwei Seiten des Lebens: die Weise unserer früheren waagrechten Sicherheit und die Weise unserer gegenwärtigen senkrechten Unsicherheit, unserer Ungebundenheit und unserer Fähigkeit zu reagieren. Dieser unsichere, höchst empfindliche und reaktionsfähige Stand ist der heutige Ausdruck des entwicklungsgeschichtlichen Schauspiels.

Wenn ich mit jemandem arbeite, fordere ich ihn gewöhnlich auf, sich hinzulegen, um die Wirkung der Schwerkraft zu vermindern. Im weiteren Verlauf der Sitzung bitte ich ihn dann, vom Boden oder von der Couch aufzustehen, damit er vor dem Hintergrund seiner Erlebnisse die Wirkung der Schwerkraft spüre. Das Aufrechtsein führt zu einem neuen Gefühl, einem neuen stehenden Selbst.

Ich habe durch meine Arbeit gelernt, wie Menschen sind, wenn sie auf dem Rücken und auf dem Bauch liegen, und wie sie sind, wenn sie stehen. Auf dem Rücken und auf dem Bauch sind sie hilfloser, dem Zufall mehr ausgeliefert. Wenn sie stehen, sind sie mehr Herr der Lage, auch wenn das Stehen mehr Gefahren bringt. Die tierische Waagrechte gibt Kontakt mit dem Boden; das wird in der Vierbeinigkeit sichtbar und darin, daß Kopf und Rumpf auf gleicher Ebene sind. Die tierische Senkrechte vermindert zwar die Berührungsfläche mit der Erde, verstärkt jedoch die Verbindung mit ihr und öffnet und weitet Brust und Bauch für die Begegnung mit der Welt.

Die Vorfahren des Menschen – die erst pulsierende, wellengleiche Schwimmbewegungen machten und dann an Land auf allen Vieren schwammen – fühlten sich in ihrer Fortbewegungsweise sicher. Erst als sich der Mensch aufrichtete, wurde seine Beziehung zur Erde unsicher. Und dieser Zustand der Unsicherheit und Labilität dient als Grundlage für das menschliche Bewußtsein. Das Bewußtsein des Menschen ist Teil eines Kräftespiels, zu dem eine Pause gehört, ein kurzes Innehalten im Handeln, in dem wir die nächste Bewegung vorbereiten. Das menschliche Bewußtsein ist der Kräftezuwachs, der in dieser winzigen Pause geschieht.

Die aufrechte Haltung läßt neue Gefühle und Arten der Fortbewegung entstehen, die Ausdruck der conditio humana sind. Die Tatsache unseres Aufgerichtetseins macht uns zu dem, was wir sind. Es handelt sich um einen fortwährenden Vorgang, dem wir uns ganz überantworten. Wir wählen den Weg der Selbstgestaltung als aufrechte Wesen.

Viele spirituelle Schulen erkennen den Zusammenhang zwischen aufrechter Haltung und Gewahrsein an. Diese Schulen schreiben vor, die Wirbelsäule gerade zu halten, damit dem Bewußtsein mehr Energie zufließen kann. Der westliche Psychoanalytiker bedient sich der Waagerechten, um an den Ursprung zu gelangen. Er fordert den Klienten auf, sich hinzulegen, damit er seine Abhängigkeit und Hilflosigkeit spüren kann. Er läßt ihn in die Lotrechte zurückkehren, bewehrt mit der Kraft neuer Einsicht – in der Hoffnung, er werde sie in neue Lebensweisen umsetzen.

In der Biologie heißt es, »die Ontogenese rekapituliert die Phylogenese«. Auf dem Weg der Menschwerdung wiederholt der Fötus wichtige Stufen der Entwicklungsgeschichte. Von der Empfängnis bis zur Geburt nimmt er ständig wechselnde Gestalten an, da er die Stadien der Entwicklung von der Zelle über den Fisch, das Amphibium und das Säugetier bis zum Menschen hin durchlebt.

Ich möchte die Behauptung aufstellen, daß die Ontogenese auch außerhalb des mütterlichen Schoßes die Phylogenese rekapituliert, und zwar in dem Drama, das sich zwischen Kind und Umwelt abspielt. Während der ersten drei Jahre dieses Dramas lernt das Kind, aus der Waagrechten in die Senkrechte überzugehen; und das ist wahrscheinlich neben dem Sprechen-lernen die wichtigste Errungenschaft in seinem Leben. Können Sie sich vorstellen, wieviel Energie nötig ist, um stehen zu lernen? Um auf die Füße zu kommen, muß der Organismus sich aus der Horizontalen, aus einem Leben in Abhängigkeit herausreißen. Wenn das Leben in der Horizontalen dürftig ist, bleibt der Organismus eher abhängig, depressiv und am Boden. Solange er liegt, kann er nicht unabhängig werden.

Ich setze Vertikalität und Individualität gleich. Die Fähigkeit, sich aufzurichten, das Vermögen, über längere Zeit einen höheren Grad an Erregung aufrechtzuerhalten und die wachsende Möglichkeit, Unterscheidungen und Auswahl zu treffen, hängen untereinander aufs engste zusammen. Der Mensch ist das Tier auf Erden, das den höchsten Grad an Individualität aufweist, das seine Entscheidungen am bewußtesten fällt und seine Umwelt am meisten verändert. Unser Aufrechtsein vergegenwärtigt den voranschreitenden Charakter der Natur. Wir wählen unseren eigenen Weg anstatt getrieben zu sein. Ein gesteigerter Energieumsatz führt zu einer lebhafteren

Verbindung mit der Welt und zu einer erweiterten Wirklichkeit: zu einem erhöhten Begreifen dessen, was ist, und dessen,
was möglich ist. Wir haben alle schon Mitmenschen gesehen,
die ihre aufrechte Haltung verloren und ihre Lebendigkeit
herabgesetzt haben. Als Gemeinschaft erschaffen Menschen,
die über größere Kräfte verfügen, neue Formen des Zusam-
menlebens. Wenn man im Liegen zu leben versucht, flacht die
Erregung ab, und man verleugnet seine individuelle Entfal-
tung.

Wir Stehenden sind die einzigen Tiere, die lieben können.
Andere Tiere haben Kontakt und Verbindung untereinander.
Aber die Entwicklung vielgestaltigerer Beziehungen und
größerer Zärtlichkeit als Möglichkeiten, die unserer Existenz
innewohnen, hängt davon ab, daß wir stehen und die zartere
Seite unseres Körpers preisgeben. Bei Vierbeinern und solchen
Tieren, die sich meist vornübergebeugt bewegen, führt die
Vorderseite des Kopfes. Sie nehmen die Welt sehend und
riechend in sich auf. Aber beim Menschen führt die gesamte
Vorderseite des Körpers – nicht nur die Augen, die Nase und
die Ohren, sondern auch Brust, Bauch und Geschlechtsorgane.
All unsere Wärme und erweitere Berührungsmöglichkeit geht
uns jetzt voran. Das bedeutet Aufrechtstehen. Aufrecht stehen
ist sich aufmachen, sich nach außen öffnen.

Wir begegnen der Welt nicht nur mit den Augen und der Nase;
wir begegnen ihr mit der gesamten Vorderseite unseres
Körpers. Unsere Vorderseite ist eine erweiterte Kontakt- und
Verbindungsfläche. Das bringen wir der Welt entgegen. Man
könnte sagen, daß die Vorderseite unseres Körpers die
Gehirnoberfläche vergrößert oder daß sich das Gehirn als Haut
und Muskeln, innere Organe und Nerven fortsetzt, die unsere
Verbindungen mit anderen Menschen vertiefen und neue
Befriedigung schaffen.

Wenn wir stehen, geben wir die Unterseite unseres Körpers preis. Wir halten uns offen für die Welt. Unsere Unterseite, die früher geschützt war, ist jetzt nach außen gekehrt. Unsere Weichheit, unsere zartere Seite ist der Umwelt und den anderen Menschen ausgesetzt. Wenn wir den Kontakt vertiefen und erweitern, sagen wir damit: »Ich bin bereit, etwas zu riskieren, bereit für Begegnungen, bereit, etwas Neues zu akzeptieren. Ich lasse mich beeinflussen. Wenn ich mich verletzlich und bedroht fühle, ziehe ich mich zusammen. Ich enge meinen Lebensraum ein. Wenn ich mich nicht mehr bedroht fühle, öffne ich mich wieder und erweitere meinen Lebensraum.«

Wenn wir uns selbst Ausdruck verleihen, steht unsere Beziehung zur Welt nicht fest. Unsere Ordnung ist fließend. Statische Beziehungen machen die Energie gleichförmig und hemmen die Erregung. Unsere Zweibeinigkeit erweitert und verstärkt die Erregung und die Bereitschaft zu reagieren.

Eine dynamische, reaktionsbereite, aufrechte Haltung läßt nicht zu, daß die Reaktionen gleichförmig werden. Sie fördert die Erregungs- und Antwortbereitschaft. Wenn wir uns vor der Erregung fürchten, schirmen wir uns durch Muskelverhärtung ab, die uns glauben macht, wir seien stark. Man kann seine Knie durchdrücken, um die Illusion von Festigkeit zu erzeugen. Wenn man in den Knien locker läßt, kommen die Bereitschaft und die Fähigkeit zu reagieren und die Furcht davor zugleich zum Vorschein.

Der Akt des Aufwachens und des Aufstehens versetzt die Welt in Schwingung. Das Aufgerichtetsein macht die Welt unsymmetrisch. Man tut einen Schritt; man geht hinauf und man geht hinunter. Man hat eine Erektion und man hat keine. Systole und Diastole. Unsere Handlungen erhöhen und vermindern die Ladung. Sie steigern das Verlangen und setzen es herab. Man stelle sich einen Liebenden oder einen Läufer vor.

Wenn Sie mit jemandem eine sexuelle Begegnung haben, die

Ihre Gefühle verstärkt, geht Ihnen das Herz auf und Sie lassen das Unerwartete geschehen. Sie weiten sich; Sie bewegen sich auf den anderen zu – unwissend. Sie sind willens, sich einzulassen. Kein Theater.

Feste Formen, das Absolute, sind eine Illusion. Die ganze Natur weist uns darauf hin, daß nichts von Dauer ist. Wenn ich mit jemandem arbeite, versuche ich nicht, ihn zu irgend etwas zu machen. Ich helfe ihm, mehr zu erleben und mehr zu *sein*. Was passiert, wenn wir die fortwährende Selbstentfaltung annehmen, anstatt nach Dauer zu streben? Wir entdecken, daß das Leben ein Abenteuer ist, eine Gefühlsodyssee.

Reife ist die Bereitschaft, sich der Selbstwahrnehmung zu erfreuen. Reife ist Bereitsein, zu stehen, sich selbst zu gestalten, und nicht, sich zwanghaft auf andere oder eine Reihe von Idealen zu stützen.

Wenn ich über die Entwicklung des menschlichen Bewußtseins rede, rede ich nicht bloß über geistige Dinge. Ich rede über die Bereitschaft, Gefühle und Empfindungen zu akzeptieren. Ich rede über die Fähigkeit, Bedingungen für Liebe und Definitionen von Liebe abzulehnen und das Erleben dessen anzunehmen, was Liebe *ist*. Ich rede über Menschen, die das Gefühl und die Erfahrung ihres eigenen rhythmischen Auf und Ab entdecken und später herausfinden, daß ihre Beziehung zur Schwerkraft einen eigenen Rhythmus hat.

Wir stehen immerzu in inniger Beziehung zur Schwerkraft, immerzu sind wir zuinnerst auf den Raum bezogen. Ein großer Teil des Nervensystems dient dem Umgang mit diesen Erscheinungen. Die Beziehungen zur Schwerkraft und zum Raum sind das Vorbild für die sozialen Beziehungen. Unsere Beziehungen zur Schwerkraft und zum Raum ordnen und bilden soziale Formen und Bindungen. Das Aufrechtsein erzeugt die *menschlichen* Bindungen.

Wie kann ich das Gefühl der Freiheit im menschlichen Erleben, das durch unser Aufrechtstehen repräsentiert wird, umfassend vermitteln? Im Aufgerichtetsein sind wir frei, über das Naheliegende hinauszuschauen, ohne die Schranken, die alte

Bilder und Formen setzen; wir sind frei, uns auf neuen Ausdruck einzuschwingen, frei, den nächsten Schritt voller Kraft zu tun, frei, zu atmen und uns ein eigenes Bewußtsein zu schaffen, anstatt das Wissen anderer Menschen in uns hinein-zuschlingen. Wenn wir uns zum Aufwachen Zeit nehmen, entdecken wir eine Welt, die so ... – ich weiß nicht wie – ist, selbst wenn wir aus ihr nicht klug werden können. Und überhaupt, wen zum Teufel stellen wir zufrieden? Für wen leben wir denn eigentlich? Wem sind wir Rede und Antwort schuldig? Für wen machen wir Ordnung? Wir sind alle so gründlich darauf gedrillt worden, uns zu beweisen und einen korrekten Eindruck zu machen. Aber wir sind nicht mehr in der Schule. Steh auf und sei Du selbst.

Erdung und Körperlichkeit

Erdung

Erdung ist ein Ausdruck unseres Lebens auf diesem Planeten. Die Erdung verbindet die Erregungsvorgänge in uns mit der Erde und formt uns beide. Ebenso wie die Erdverbundenheit eines Baumes dem Säftestrom von der Erde in die Blätter und von den Blättern in die Erde einen Weg bahnt, leitet unsere eigene Erdverbundenheit den Fluß der Erregung von uns zur Umwelt und von der Umwelt zu uns.

Dieses Strömen der Erregung nährt uns und verstärkt unser Verbundensein. Die Erdung bringt den Kreislauf unserer Säfte, das Strömen des Blutes, zuwege. Sie ruft einen Rhythmus von Ebbe und Flut hervor und versetzt uns und unsere Umwelt gemeinsam in Schwingung.

Wir alle kennen Ausdrücke wie »mit beiden Beinen fest auf der Erde stehen« oder »bodenständig sein«. Was heißt bodenständig sein? Wie findet man seinen Boden unter den Füßen? Ein Baum, der in einer biochemischen Beziehung zur Erde steht, sendet Fühler aus, die man Wurzeln nennt und die ihn zu einem Teil seines Erdreichs und das Erdreich zu einem Teil des Baumes machen. Ein Kind, das in einer biochemischen und emotionalen Beziehung zu seinen Eltern steht, findet seinen Grund, indem es in ihn hineinwächst und lernt, auf dem Erdboden zu stehen und sich auf beiden Beinen fortzubewegen. Jeder, der einem Kind beim Gehen zuschaut, kann sehen, ob es sicher oder unsicher ist. Ebenso wie ein Baum im Austausch mit der Erde steht und sich durch seine Wurzeln erdet, steht das Kind im Austausch mit seinen Eltern und läßt seine eigenen Wurzeln, genannt Beine, wachsen. Die biochemische Interaktion ist auch eine soziale und linguistische. Wenn der Boden karg oder das Wetter rauh ist, ist die Erdung womöglich dürftig oder zu zäh, zu unnachgiebig.

Genau wie ein Baum entwurzelt werden kann, kann ein Mensch entwurzelt werden. Stürme reißen Bäume aus und Gefühlsstürme entwurzeln Männer und Frauen. Stürmische Gefühle unterbrechen den stetigen Strom der Erregung zwischen uns und unserer Umwelt – jene Stetigkeit, die die Erdung vermittelt. Wenn wir mit unserem biologischen Grund und Boden verbunden sind, kann die Lebenskraft kreisen, und Liebe und das Wachstum der Persönlichkeit werden möglich. Wenn wir uns von unserem Lebensgrund trennen, sind Furcht, Wut und Pein, ja sogar Tod die Folge. Ein Buschmann aus der Kalahari stirbt, wenn er aus seiner Heimat entfernt wird.

Die Erdung erwächst aus dem Geborensein. Sie erwächst daraus, daß wir mit einem Körper auf die Welt kommen. Wir pflanzen uns in der Welt ein. Unsere Natur schlägt an einem Ende Wurzeln und läßt am anderen Ende Zweige und Blätter – soziale Beziehungen – wachsen.

Mancher von uns ist so in seine Familie oder seinen Stamm eingebettet, daß er das Leben für selbstverständlich hält. Er lebt ziemlich unbefangen. Wenn man sein Zuhause oder seine Überlieferung verliert, wenn einen Stürme des Unheils oder stürmische Entwicklungen aus seinen Bindungen reißen, dämmert einem erst, was es bedeutet, Boden unter den Füßen zu haben, Beine zu haben und laufen zu können und einen Ort zu haben, an dem uns das Wasser des Lebens unaufhörlich entgegenquillt.

Wir können erdverbunden sein, ohne uns dessen bewußt zu sein. Es gibt Menschen, die arbeiten und lieben und in wechselseitiger Beziehung mit der Welt stehen und doch nie erfahren, daß sie es sind, die ihre Welt und sich selbst gestalten. Erst wenn die Art, wie wir uns mit der Erde verbinden, bedroht oder erheblich verändert wird, lernen wir unsere Bodenständigkeit schätzen. Obwohl Gefühlsstürme uns entwurzeln, Leib und Seele schwächen können, können sie uns ebensogut zur Vertiefung dienen – uns lebendiger machen, so daß wir mehr wir selbst werden.

Be-leibt Sein

Um geboren zu werden, muß man einen Körper haben, be-leibt sein. Wer stirbt, muß von seinem Leib lassen. Form ist verlangsamte Bewegung. Wenn das Leben eine starre Form aufbaut, mauert es sich ein. Wie lebendig wir sind, wie empfänglich und ausdrucksfähig, zeigt sich in der anmutigen Gestalt unseres Körpers, die den innigen Zusammenhang von Fühlen, Denken und Handeln widerspiegelt. Wie leblos wir sind, wie wenig Fleisch geworden, offenbart sich in unserer Teilnahmslosigkeit, unserer fehlenden Anmut und in der eingeschränkten körperlichen Beweglichkeit.

Bodenständig sein heißt, eine Beziehung zur Erde herstellen. Be-leibt sein heißt, einen lebendigen Körper herstellen – heißt nicht nur, *beim* Körper sein oder in Beziehung zu ihm stehen. Mein lebendiger Körper erschafft meine Beziehungen.

Die Geschichte unserer Lebensvorgänge erzählt davon, wie wir unseren Leib leben. Die Erregung schafft sich gerne Grenzen oder eine Schale, um sich zu verkörpern. An entscheidenden Punkten des Entwicklungszyklus hemmt sich der Erregungsstrom. Das Vorwärtsdrängen der Erregung löst eine Eigenhemmung aus, die eine Zurückhaltung bedingt; so verliert die Erregung ihre Gestalt nicht vollständig. Die Erregung sammelt sich, verhält sich. Sie bildet eine Grenze aus, eine Schale, ein Vorstellungsbild, einen Körper. Dies ist die Entwicklung einer Ordnung, die wir als uns selbst wahrnehmen.

Ich habe einen Film*, der sehr deutlich zeigt, wie das Protoplasma aus sich heraus Strukturen schaffen kann. Das Protoplasma pulsiert, es strömt. Eine Schicht des Plasmastroms verdickt sich und bildet eine Membran, die der Hauptströmung den Weg bahnt und ihr mehr Gestalt verleiht. Diese Verhaltung erzeugt eigene Geschwindigkeit und eigenen Rhythmus. Die unterschiedlichen Grade der Erregung und die Eigenschaft des Protoplasmas, sich ungleichmäßig zusammenzuziehen, auszu-

---

* Seifriz on Protoplasm

dehnen und in Schwingung zu geraten, bringen einen Plasma-Leib hervor. Das Protoplasma hat sich verkörpert.

Unsere unterschiedlichen Erregungsgrade erzeugen unsere verschiedenen Erlebnisse, die Freuden und Leiden, die unsere Persönlichkeit formen. Verkörperung ist die Formung des lebendigen Fleisches, die Gestaltung unseres Selbst als eines lebendigen »Jemand«.

Wir können die Verkörperung beeinträchtigen, indem wir es nicht zulassen, daß sich Grenzen bilden – oder nicht zulassen, daß sich die Grenzen auflösen. So oder so können wir uns die Zukunft verbauen, die Formwerdung des Selbst hemmen.

Es gibt eine Krankheit namens Hospitalismus. Wenn ein Kind geboren wird, seine Mutter verliert und auch keine Ersatzmutter vorhanden ist, kommt es ins Säuglingsheim, wo es praktisch keine eigene Bezugsperson hat. Wenn sich niemand persönlich um das Kind kümmert, wird es oft teilnahmslos und stirbt. Seine Erregungsströme finden keinen Widerhall, werden nicht beantwortet. Der Organismus spürt, daß er keinen Boden hat – keine Mutter, durch die er sich erden kann. Ohne Boden hat er keine Zukunft, also setzt er seinem Leben ein Ende und läßt seine Grenzen zusammenbrechen. Er verhindert, daß sich seine eigene Struktur entfaltet.

Die Ausbildung von Grenzen erfordert eine vorbewußte, vorpersönliche Entscheidung. Diese vorpersönliche Entscheidung legt den Grund für spätere Grenzziehungen, die individualistisch und persönlich sind. Manche Menschen haben sich aufgrund sehr schlechter Bedingungen in der frühen Kindheit nur teilweise selbst-gestalten können. Während der ersten Lebensjahre war es für sie zu schmerzhaft, ihren Körper ganz zu bewohnen; sie beschlossen daher, sich nicht ganz zu verkörpern. Sie haben sich nur zum Teil entfaltet, und obwohl sie heute erwachsen sind, wirken sie wie Babys. Schizophrene verwirklichen eine andere Art reduzierter menschlicher Existenz: teils Mensch, teils Schatten; teils sozial, teils unsozial. Diejenigen unter uns, die ihr Fleisch und Blut nicht bewohnen, die die tiefe Befriedigung nicht kennen, die uns der Körper zu schenken vermag, klopfen immerzu ans Tor zum eigenen Selbst und versuchen, Befriedigung zu erlangen. Wer sich vor den eigenen Antrieben fürchtet, sperrt sich in einer Gedankenwelt ein.

Wer sich ständig begrenzt und entgrenzt, sich selbst gestaltet und entfaltet, fühlt sich weder gefangen noch verloren. Wenn wir uns nicht mit einem gesellschaftlich bedingten Bild von uns verwechseln, formen wir aus unserer Lust und Befriedigung, aus Schmerz und Pein ein leibhaftes Selbst, jemand.

Ich sage Nein

*Nein*sagen ist eine Äußerung des Protests und der Selbstbehauptung, die die Erregungsvorgänge verstärkt und das Ichgefühl belebt. In der frühen Kindheit geschieht es von selbst, durch die jeweiligen Umstände bedingt und vorpersönlich. Der Körper des Kindes versteift sich oder verharrt in einer bestimmten Haltung, und nach diesem Ausdrucksmuster formt sich sein Charakter. Ich erinnere mich, wie meine Tochter als Säugling anfing, ihr Nein zu äußern, indem sie vom Weinen zum Schreien überging und sich dann ganz steif machte, damit man sie nicht mehr bewegen konnte; das war der Anfang ihrer Hartnäckigkeit. Einige Monate später schüttelte sie den Kopf, biß die Zähne zusammen und sagte *nein*.

Wenn ich meine Individualität, meinen Lebensraum, aufrechterhalten will, muß ich den Schmerz und die Lust akzeptieren, die damit einhergehen, daß ich mich gefährde und mich von dem entferne, was mich stützt. Das Nein vermittelt meine Bereitschaft, Entfernung, Trennung und Einsamkeit zu wagen.

Vielen von uns fällt es schwer, *nein* zu sagen. Noch mehr Menschen haben Schwierigkeiten, *nein* zu sagen und dabei zu bleiben. Oder aber unser *Nein* ist so unbeugsam, daß wir dann das *Ja* nicht mehr zulassen können – die Gegenschwingung, die wieder Verbindung schafft.

Wenn man nicht *nein* sagt, setzt man sich nie durch. Wenn man die Fähigkeit, Grenzen zu ziehen und beizubehalten, nicht übt, gibt man sich selbst preis. Natürlich gibt man sich selbst auch auf, wenn man die Welt negiert und andere Menschen ablehnt, so daß nur man selber existiert. Aber man wird nie zu sich selbst kommen, wenn man nicht bereit ist, sich von seinen Quellen zu trennen – sei es von der eigenen Mutter, sei es von der Kultur, sei es von den Gleichaltrigen. Man muß sich vielleicht sogar zusammenziehen. Ich habe einmal mit einer Frau gearbeitet, die mir erzählte, daß sie sich weder gegen ihren Vater wehren noch vor ihm davonlaufen konnte und daß sie sich völlig versteifen mußte, damit er nicht in ihren Bereich eindringen konnte.

Das Sich-Zusammenziehen ist in vielen Fällen der stärkste Ausdruck von Selbstbehauptung, der einem Kind zur Verfügung steht. Das Kind sagt *nein,* um sich zu schützen und zu behaupten. Und wenn es darin nicht geachtet wird, was passiert dann? Aus dem Kind wird ein höchst liebenswertes Töpfchen Wackelpeter, ein *Niemand,* der die Erregungsvorgänge nicht ertragen kann, die zur Unabhängigkeit führen.

Die Zusammenziehung, das *Nein,* das die Ausdehnung verhindert, bestärkt gleichzeitig. Aber sie kann sich so einfressen, daß der/die Betreffende ganz verkrampft ist und sich nicht mehr öffnet. Dann kommt er vielleicht zu mir und sagt: »Helfen Sie mir, wieder zugänglich und reaktionsfreudig zu werden. Helfen Sie mir, wieder Vertrauen zu fassen, mich zu entkrampfen, zu lösen, anders als bisher *nein* zu sagen.« *Nein*sagen schafft erst Distanz und danach freie Bahn für das *Ja,* für neue Handlung, neues Selbst.

Das Sich-Zusammenziehen muß sich nicht unbedingt als dauernde Muskelverkrampfung äußern. Es kann sich auch in vorübergehenden persönlichen Entscheidungen äußern. Der Gestaltungsprozeß erfordert Grenzziehungen und Selbstgestaltung – und dann wieder Lockerung der Grenzen und Umgestaltung des Selbst.

Zittern, Pulsieren, Strömen

Der Stoff, aus dem wir gemacht sind

Ich habe einmal eine Frau, mit der ich arbeitete, aufgefordert, aufzustehen und die Ausatmung ohne Anspannung im Bauch zu verlängern. Nach einer Weile war ihr, als würde sie brennen; sie zitterte und spürte ein Kribbeln. Diese Zitterbewegungen und Empfindungen verwandelten sich in rhythmische Kontraktionen, die in meinen Augen zu Wellen elektrischer Entladungen wurden. Sie drückte diese Gefühlsaufwallungen in weichen Bewegungen und zärtlichen Lauten aus. Ich fühlte eine entsprechende zärtliche Schwingung in mir, und als dann ihre Ausdrucksbewegungen sicherer wurden, spürte ich, wie meine Zärtlichkeit rhythmisch zunahm und wie ich immer weicher wurde, bis meine Weichheit durch den Raum strömte und die Frau und mich in einer Woge von Erregung und Gefühl verband.

Wie wir die Welt wahrnehmen und wie wir mit ihr umgehen, hängt zutiefst von der Lebendigkeit unserer Gewebe ab. Die Gewebsspannung – ob sie gesund oder krank ist, schwingt oder starr ist – ist der Hintergrund unseres Erlebens und unserer Wahrnehmung. Wir wissen alle, wie sich ein gesundes Baby anfühlt. Und wir wissen alle, wie sich ein kranker Mensch fühlt. Wir verbinden harte Muskeln mit Männlichkeit und einen schlaffen Muskeltonus mit Schwächlichkeit.

Es gibt drei Zustände der Lebendigkeit: Zitterbewegung, Pulsation und Strömung. Jeder dieser Zustände hat deutlich unterscheidbare und direkt beobachtbare Eigenschaften, obgleich die Übergänge fließend sind. Unser Körper weist alle drei Zustände auf. Zittern, Pulsieren und Strömen sind natürliche Funktionen des Protoplasmas, der Zellen und Organe – natürliche Funktionen, die man unter dem Mikroskop sehen kann. Man kann sie auch subjektiv als Gefühlsqualitäten erleben.

Ich empfinde das Universum als etwas unaufhörlich Schwingendes, als schimmerndes Erregungsfeld. Dieses Schwingen steigert die Erregung, die sich ausbreiten will; und die sich ausbreitende Erregung löst eine Eigenhemmung aus, die sie einschränkt und Grenzen ausbildet. Die Erregung staut sich an diesen Grenzen immer mehr auf, bis sie einen Schwellenwert erreicht hat; und nun setzt eine geringfügige Schrumpfung ein, eine allmähliche Sammlung; eine Art Gelzustand oder Gerinnung entwickelt sich. So kommt das Pulsieren zustande. In Wirklichkeit ist schon die anfängliche Ausdehnung ein Ausdruck der Pulsation, aber man kann das Pulsieren als solches erst sehen, wenn die Ausdehnung an ihre Grenzen gelangt ist.

Wenn Sie sich je ernstlich geschnitten haben, waren Sie zuerst schockiert und haben gezittert, und dann haben Sie ein Klopfen, ein Pulsieren empfunden, bei dem die Welt auf Sie eingestürzt ist und sich wieder von Ihnen entfernt hat. Wenn das Pulsieren in kurzen Abständen aufeinanderfolgt, wird es zum Strömen. Das Strömen ist ein fortwährendes Pulsieren, ein rhythmischer Erregungsfluß, der seine eigene Richtung und Ordnung beibehält.

Wenn Sie die Luft anhalten und Ihre Aufmerksamkeit auf Brust und Bauch lenken, werden Sie spüren, wie die Erregung kommt und geht. Wenn Sie die Faust ballen oder die Oberschenkelmuskulatur anspannen und die Anspannung aufrechterhalten, werden Sie im ganzen Körper ein feines Zittern spüren. Wenn sich die Zitterbewegung verstärkt, werden Sie sie bald als Pulsieren erleben. Spannen Sie weiter an, bis das Pulsieren stärker wird; dann lassen Sie los, und Sie werden eines Strömens gewahr: eines inneren Fließens, das man kaum sehen, wohl aber fühlen kann. Dieses Strömen ist wie das Aufsteigen des Saftes in einem Baum. Es ähnelt dem rhythmischen Fließen des Blutes, dem rhythmischen Fluß der Gedanken, überhöht durch ein subjektives Gefühl der Süße und der Glut und – zumindest für mich – durch eine Art von

Ausschweifen in andere Räume und Zeiten, durch Verbundenheit und Wissen.

Zwei Menschen sind erregt. Wir verstärken unsere Erregung gemeinsam. Wir dehnen uns aus, wir bewegen uns auf einander zu, Gesten gehen hin und her. Das ist Pulsation. Dann wird das Gefühl der Erregung zu einem ständigen Strömen, das wir wie einen elektrischen Strom erleben.

Versetzen wir uns auf einen Tanzboden! Wir sehen Menschen, die von einer je eigenen Aura der Lebendigkeit umgeben sind: der Tanzboden ist ein Meer der Erregung. Die Musik setzt ein, und die Lebhaftigkeit nimmt zu. Die Leute fordern einander auf und fangen an zu tanzen. Und diese Tanzbewegungen verweben sich so miteinander, daß wir als Zuschauer spüren, wie wahre Wellen der Erregung über den Tanzboden dahinfegen. Wir spüren die immer wiederkehrenden Pulsationen des Tanzes. Die einzelnen Tänzer sind vor unseren Augen zu einem strömenden Organismus geworden.

Wenn man einer Zellteilung zuschaut, sieht man zuerst, wie die Zelle erregt ist und zittert. Man sieht, wie sich die beiden Pole bilden, die Bereiche höchster innerer Aktivität. Man kann in der Tat die Strahlung zwischen den beiden Polen und die Anordnung der Chromosomen in diesem Strahlungsfeld sehen. Die Polstrahlung wird so stark, daß sie zur Pulsation und dann zur Strömung wird. Das Strömen vermittelt die entscheidende Information über das Leben – wie es auch bei uns der Fall ist, wenn wir miteinander kommunizieren. Was auch kommen mag, wir sind alle auf Erregungsmuster eingestimmt.

Schwingung, Pulsation und Strömen liegen jeder menschlichen Beziehung und jedem Begriff von Freiheit und sozialer Anteilnahme zugrunde. Durch diese Lebensphänomene ist das Kind mit der Mutter verbunden. Wenn es mit der Zeit seine eigenen Grenzen und sein eigenes Pulsieren entwickelt, dehnt und breitet es sich aus und entfernt sich dabei allmählich von der Mutter. Es weitet sich und stellt die Verbindung wieder her, weitet sich wieder und gestaltet seine Beziehungen und sein

Selbst um. Auf diese Weise wird es nach und nach zu einer Persönlichkeit; es erwirbt sich seine Unabhängigkeit. Wenn man die Strömungen des Kindes sich entfalten und verstärken läßt, wird es ein lebendiges Beispiel für das Paradoxon Individualität *und* Verbundenheit.

In unserer Kultur wird jedoch der normale Ablösungsprozeß künstlich beschleunigt. Unser Initiationsritus beginnt gleich nach der Geburt, wenn wir – wie es so üblich ist – das Kind aus der Obhut der Mutter entfernen und in eine sterile Umgebung verlegen. Der Ritus setzt sich im frühen Abstillen und in dem Verbot des Daumenlutschens fort und gipfelt in dem Theater der Sauberkeitserziehung. Diese drei Trennungsmaßnahmen werden in unserer Kultur viel früher eingeleitet als in anderen. Sie fördern die Entstehung eines immergleichen Selbstbildes, in dem das sich wandelnde, pulsierende Leben des Körpers keinen Platz hat. Sie führen dazu, daß wir eine künstliche Tageseinteilung übernehmen, einen uns von der Gesellschaft aufgezwungenen Takt, der jeden individuellen Rhythmus abtötet. Steh um acht auf. Putz dir um acht Uhr fünf die Zähne. Frühstück um 8^{10} und ab zur Schule. Schaff' den Bus um 8^{20}. Sitz von 9 bis 5 in der Schule.

Die Initiation geht hauptsächlich ohne Worte vor sich. Die Haltung des »Faß das nicht an!« wird direkt vermittelt, indem man das Kind wegreißt oder es an seinen harten Körper preßt. Jedesmal unterbrechen wir dabei den Erregungsbogen und verhindern dadurch, daß das Kind sein eigenes Vor und Zurück entwickelt. Wenn das Kind dann versteht, was man sagt, und die Ursachen seiner Furcht und seiner Seelenqual begreift, ist die Trennung bereits vollzogen. Dann fallen die Vorstellungen unserer Zivilisation von der Natur unseres Körpers und des Lebens schlechthin auf wohlvorbereiteten Boden, auf dem sie wachsen und gedeihen können.

Gefühle tauchen nicht aus dem Nichts auf. Sie sind das Ergebnis von Bewegung, An-sich-Halten und dem Anwachsen der Erregung. Der Mensch empfindet die Abfolge von Zitterbewegung, Pulsation und Strömen als Steigerung des Vergnügens an sich selbst und als Vertiefung der Teilhabe an der übrigen Natur. Das Strömen und Fließen läßt das Gefühl der Stimmigkeit und des Einsseins mit der Natur aufwallen. Sind Sie jemals in einem Wald spazierengegangen, in dem völlige Stille herrschte, und haben dann die Stille als so erfüllt erlebt, daß Sie beinahe überwältigt waren? Das Gefühl des Strömens ist so stark, daß es den Geist beruhigt; es ist so köstlich, daß es manchmal unerträglich wird.

Nach einer Jugend in New York ging ich nach Deutschland, um im Schwarzwald zu leben. Der Schwarzwald erreicht eine Höhe von 1000 Metern. Wochenlang war ich außer mir. Ich konnte nicht tief genug atmen, und ich hatte keine Ahnung, was los war. Und dann entdeckte ich etwas. Meine Atembeschwerden hatten nichts mit der dünneren Luft oder der Anzahl meiner roten Blutkörperchen zu tun. Sie kamen vielmehr daher, daß ich aus einer verpesteten Umwelt in die reine Luft der Hinterwäldler gekommen war, deren Schwingungen zu erfassen ich überhaupt nicht gewöhnt war.

Ich brauchte lange, um die Gefühle anzunehmen, die diese Schwingungen in mir erzeugten. Als ich dann soweit war, wurde mir klar, daß diese Gefühle dem ungetrübten Daseinsgefühl verwandt waren, das ich als ganz kleines Kind gekannt hatte. Ich erkannte, daß sie aus dem gleichen Meer der Erregung stammten, in dem ich gelebt hatte, als ich noch nicht sprechen konnte, jenem Abschnitt meines Lebens, in dem ich die Welt unmittelbar als Schwingung, Pulsation und Strömen erlebt hatte.

Die meisten von uns erkennen diese Welt schwingender Verbundenheit nicht wieder. Wenn wir zu vibrieren beginnen, wittern wir Gefahr – oder fühlen uns befremdet. Wir akzeptieren diese Verbundenheit in abgeschwächter Form: »Ich brauche dich; ich will dich haben; ich schätze dich; ich erkenne dich an; du gibst mir ein gutes Gefühl...« Wenn wir jedoch stärkeren Schwingungen begegnen, sind die meisten von uns nicht in der Lage, sie anzunehmen. Wir halten uns für krank, wir kommen uns komisch vor. In dieser Lebenslage erkennen wir uns nicht wieder.

Wir sind mehr, wenn wir schwingen

Unsere Einzigartigkeit liegt in unserem persönlichen rhythmischen Pulsieren. Unsere Beziehung zur Schwerkraft, unser Zwiegespräch mit uns selbst und mit anderen, unsere Atemrhythmen, unsere Handlungsweisen, unsere Träume und unsere Art zu lieben sowie die Eigenschaften unserer Gewebe und Organe sind Ausdruck unserer pulsierenden Individualität. Sie bestimmen, wie wir uns und die Welt wahrnehmen, wie wir unsere Wertvorstellungen und unsere Bedürfnisse schaffen und wie wir Entscheidungen fällen. Ein Mensch mit einem wenig geschmeidigen Gewebe und einer schwunglosen Grundverfassung wird das Gefühl haben, die Welt sei stärker als er, und er wird sich entweder von ihr bedroht fühlen oder froh sein, daß sie ihm Schutz gewährt. Ein schwungvoller Mensch wird die Welt herausfordern oder mit ihr in Einklang stehen – aber er wird sich nicht unterwürfig fühlen.

Wir täuschen uns in dem Glauben, wir seien wankelmütig und unzuverlässig und wüßten nicht, wer wir sind, wenn wir pulsieren und uns immer wieder anders ausdrücken. Auf der Grundlage dieser Selbsttäuschung suchen wir dann unsere Identität gemäß den Definitionen gesellschaftlich anerkannter Rollen. Wir verleugnen das sich wandelnde Muster unserer Individuation, indem wir versuchen, ein unwandelbares Image aufrechtzuerhalten. Eine starre Identität hat jedoch nichts mit Individualität zu tun. Um unsere Individualität zu behaupten, müssen wir aufhören, nach festgelegten Rollen und Haltungen zu suchen und statt dessen nach Verbundenheit mit unseren eigenen pulsierenden Rhythmen streben. Individuum sein heißt, die Welt durch den wechselnden Ausdruck seiner selbst beeindrucken und nicht, den Selbstausdruck eines anderen bloß nachäffen.

Wenn wir mit unserem Strömen eins werden, entdecken wir unsere innere Stetigkeit. Pulsieren und Strömen sind wechselhaft, aber dennoch stetig. So wie sich die Wellen am Strand brechen. Die Wellen brechen, aber die Brandung hört nicht auf. Es gibt keine Kontinuität, der nicht auch eine gewisse Diskontinuität innewohnt. Leben wir diese pulsierende Unstetigkeit, so zerstören wir Stereotype und können nicht umhin, das Alte aufzugeben und neue Lebensräume, neue Formen und neue Bindungen zu schaffen. Leugnen wir diese Unstetigkeit, so versuchen wir damit, Sicherheit, bleibenden Besitz und eine starre Gesellschaftsordnung zu etablieren.

Zittern, Pulsieren und Strömen sind Ausdruck der Erregung und der Ungewißheit, die wir verspüren, wenn wir uns aus der waagrechten Lage in die Lotrechte begeben. Wenn ich liege, sind meine Pulsationen recht ruhig und gleichmäßig. Ich spüre die Stetigkeit meiner Fühlungnahme mit dem Erdboden. Wenn ich aufstehe, wird mein Pulsieren stärker und mein Kontakt mit der Erde unsicher und punktförmig. Wenn ich stehe, schwanke ich. Ich verlagere mein Gewicht von einem Fuß auf den anderen. Ich bewege mich vor und zurück; ich gehe aus mir heraus und ziehe mich wieder zurück. Ich weiß und ich weiß nicht. Ich sage *ja* und ich sage *nein*.

Alles im Menschen deutet auf Unbeständigkeit. Wir pulsieren immerzu. Peristaltische Wellen durchfließen den Verdauungskanal und die Blutgefäße. Die Nervenfasern pulsieren. Auch die biologischen Uhren, die die Drüsensekretion regeln, pulsieren. Lachen und Weinen, Orgasmus und Ejakulation verlaufen wellenförmig rhythmisch. Die Muskeln beugen und strecken sich. Ich öffne mich, und ich verschließe mich. Ich liebe, und ich liebe nicht. Meine Gefühle kommen und gehen. Ich *bin* meine Wechselhaftigkeit – meine Verbundenheit und meine Unverbundenheit.

Wenn zwei Menschen sexuell zusammenkommen, vertieft sich ihre Verbundenheit auf rhythmische Weise. Wenn man sich beim Geschlechtsakt »antreibt«, äußert sich darin das Bedürfnis, die Erregung zu steuern, sie einzudämmen oder sie nicht zu verlieren. Wir treiben uns dann an, wenn unsere von der Gesellschaft übernommenen Leistungsvorstellungen den natürlichen Rhythmus der körperlichen Vereinigung stören. Wir haben diese Leistungsideale in Gestalt chronischer Muskelverspannungen verinnerlicht, die die Erregungsvorgänge unterbrechen. Die Stärke der wellenförmigen Pulsationen ist herabgesetzt. Die Reaktionsbereitschaft ist geringer.

Wenn mein Strömen gestört wird, wenn meine Freiheit angetastet wird, reagiere ich heftig. Ich tue mir selbst, Dir oder meiner Umwelt Gewalt an. Ich verrenke mich. Oder ich stumpfe mich ab und lebe wie ein Schlafwandler. Ich beschneide meine gesellschaftlichen Kontakte. Wenn meine Wege, Verbundenheit zu fühlen verengt sind, verberge ich meinen Schmerz über diese Einengung, indem ich mir Gründe für meine Zurückhaltung erfinde. Zum Ausgleich begnüge ich mich mit Ersatzbefriedigungen anstelle von körperlichen Befriedigungen. Ich verwirkliche anderer Leute Ideale; ich strebe nach den Zielen der Gesellschaft und möchte auf diesem Weg Befriedigung erleben.

Das Feld

Eines Tages saß ich am Ufer des Zürichsees und schaute nach Süden auf die Schweizer Berge. Da sah ich plötzlich eine Schar Gänse in der Ferne über den See fliegen. Im Hintergrund fuhr eine Straßenbahn über eine Brücke. Und auf einmal fühlte ich lebhaft, wie meine Verbundenheit mit jenen fliegenden Vögeln einem Echo gleich aus mir hervorkam und sich über den See schwang. Ich spürte den Widerhall des Sees, der Brücke und der Berge in meinem Inneren. Ich sah mich selbst als Teil eines riesigen Ganzen, eines riesigen Feldes zusammenhängender Formen und Formungen. Und dann hatte ich das Gefühl, mein *Selbst* sei dieses Gefüge, die Ganzheit. Ich empfand mein Selbst als *Teil* des Feldes und als das *ganze* Feld – ich konnte meine

Um-Welt wahrnehmen und meine Um-Welt sein – wobei die widerhallende Erregung, die ich verspürte, alles miteinander verband. Die Vögel und mich und das Wasser und die Berge und mich und die Vögel.

Es gab keine Geheimnisse mehr. Ich erlebte, daß das Grundmuster des Lebens im Hervorbringen neuer Muster besteht. Die Vögel waren immer noch Vögel, und dennoch waren sie keine Vögel mehr: sie zogen dahin und erschufen neue Formen und Räume voller Rhythmus und Magie. Der See, das Wellengekräusel, die Brücke im Hintergrund, der Atem in mir, mein Pulsieren mit den fliegenden Gänsen – *alles* in diesem ungemein vibrierenden Gefüge, in dieser köstlichen Stille, erschuf von einem Augenblick zum anderen immer neue Formen. Ich erkannte alles, und dennoch war alles unerkennbar. Was unveränderlich schien, wie die Brücke, erlebte ich so, als schwinge es einfach weniger als das Umfeld, in das es eingebettet war: Diese Art, mein Selbst und meine Welt zu erleben – bewegt und schwingend statt Begriffen und Vorstellungen unterworfen – führte mich in ein pochendes, strömendes Universum.

Wie wird man seines Strömens gewahr? Wenn Sie jemals eine längere Strecke gelaufen sind oder eine ernste Krise durchgemacht haben oder sich von einem Rock-Konzert haben mitreißen lassen, haben Sie wahrscheinlich gespürt, wie sich das Zittern in ein »elektrisches« Strömen verwandelt hat. Wenn man verliebt ist, passiert es auch. Da steht man dann vor seinem Mädchen und in einem pocht und zittert es – elektrisiert bis in die Knochen, durchströmt von Licht und Süße. Man kann kaum an sich halten. Und dennoch, je mehr man sich ent-hält, desto mehr Gefühl ist in einem; und zwischen den Liebenden fließen Ströme der Verbundenheit und der Erregung.

Ich kann mein Strömen fühlen, wenn ich die Augen schließe und die Luft anhalte. Dabei spüre ich die Erregung gewöhnlich in der Brust und im Bauch. Wenn ich ausatme, spüre ich, wie sich die Erregung überallhin ausbreitet. Wenn ich weiteratme, folgt mein Atem dem Erregungsfluß, rhythmischen elektrischen Strömen. Gedanken und Bilder verschwinden – Gehirn und Körper glühen in der Lust; alles flimmert.

Ich habe herausgefunden, daß es lustvoll ist, meinem Strömen zu leben.

Wenn ich an meinem Pulsieren teilhabe, forme ich mein Leben.

Bindung und Lösung sind ja schließlich Tatsachen des Lebens, aber die *Bereitschaft*, loszulassen, ist ein Akt des Glaubens. Wir können nur glauben, daß wir vom Schlaf wieder erwachen, daß der Mensch, den wir lieben, wiederkommt, daß ich, wenn ich die Luft anhalte, wieder atmen werde, daß mein Glied wieder steif werden wird, daß ich immer jemand sein werde.

Der formbildende Prozeß

In dem Film *2001* findet ein Schimpanse einen Knochen. Er lernt, ihn in einer Weise hochzuhalten, daß er allmählich Macht gewinnt. Seine Macht wird dadurch immer größer, daß er den Knochen so lange nicht auf das Tier niedersausen läßt, bis er sich ganz aufrichtet und nicht mehr an sich halten kann. Versuchen Sie es selbst: Halten Sie beidhändig einen Tennisschläger über dem Kopf, strecken Sie sich nach hinten, als würden Sie zum Schlag ausholen, und halten den Tennisschläger in dieser Position, bis das Zittern so stark wird, daß Sie es nicht mehr aushalten können. Dann schlagen Sie auf die Matratze ein. Die Eigenhemmung hat sowohl ein Gefühl der Macht als auch die Macht selbst aufgebaut. Wenn man sich zu lange zurückhält, erstarrt man. Wenn man sich nicht lange genug zurückhält, zerstreut man seine Macht und das Gefühl der Macht. Angemessene Selbstbeherrschung ist der Kern des Selbstgefühls und des Gefühls der Macht. Stanley Kubrick verlieh der Gestalt des Kriegers sein Bewußtsein von diesem Phänomen. Der liebende Mensch macht die gleiche Erfahrung.

Das Wunder und das Geheimnis meines Lebens ist, daß ich mich ordne und forme. Dies nenne ich meinen *formbildenden Prozeß*.

Ich erfahre das All als Erregungsfeld, als Erregungskontinuum, als ein Meer von Strömen der Erregung. Meine Erregung ist die Grunderfahrung meines leiblichen Lebens.

Meine Erregung schwillt an und breitet sich aus. Diese Ausbreitung hat eine innere Triebkraft, die mir das subjektive Gefühl gibt, zu wachsen. Wenn ich mich ausbreite und wachse, bin ich stark aufgeladen. Wenn sich meine Erregung uneingeschränkt ausbreitet, verflüchtigt sich meine Ladung. Damit sich meine Erregung nicht verflüchtigt, ist mir eine Funktion der Selbstregulierung und Selbstbegrenzung gegeben, die mich vor völliger Entladung bewahrt. Der Mensch hat von vornherein die Fähigkeit zu autonomer Selbstbegrenzung, die niemals eine völlige Erregungsabfuhr, eine vollständige körperliche Entgrenzung, zuläßt, bis er sich zum Sterben hinlegt.

Um es noch einmal zu sagen: am Wendepunkt meiner Ausdehnung setzt die Selbstbegrenzung ein, die meine Erregung hemmt, mich komprimiert und mir Sammlung ermöglicht. Wenn mein Herz bis zum Äußersten mit Blut gefüllt ist, sagt es von selbst: »Genug!«. Wenn ich vom Reichtum des Lebens erfüllt bin, gelange ich an einen Punkt, an dem eine innere Stimme sagt: »Es reicht!«. Dann fange ich an, mich wieder zu sammeln, meine Erlebnisse zu verarbeiten.

Hier beginnt meine Abgrenzung, meine Verkörperung – ich bilde meine Schleife, meine Schale, meinen Behälter. Ich grenze mich ein. Ich erlebe mich nun als gesondert, als Individuum. Ich spüre allmählich meine Macht. Ich nehme die Gestalt meines Selbst wahr.

Während ich eine Schleife ziehe oder eine Schale ausbilde, breitet sich meine Erregung trotzdem weiter aus; sie verstärkt sich in mir. Mein Gefühl zu wachsen wird noch gesteigert, indem ich es in mir behalte. Das Ergebnis dieser Intensivierung ist, daß ich mich selbst mehr fühle und wahrnehme, und damit auch besser kenne.

Dann kommt der kritische Punkt, an dem ich meine Grenzen aufhebe, so daß ich meine Erregung äußern kann. Die Schale, in der ich enthalten bin, dient nicht nur der Intensivierung meiner Gefühle und meiner Wahrnehmungen, sie bahnt auch meinem Selbstausdruck den Weg. Wenn ich meine Erregung äußere, wirke ich auf die Welt ein und lasse sie auf mich einwirken – ich mache neue Erfahrungen, die mich wieder herausfordern, mein formbildendes Selbst zu weiten, zu halten und zu äußern.

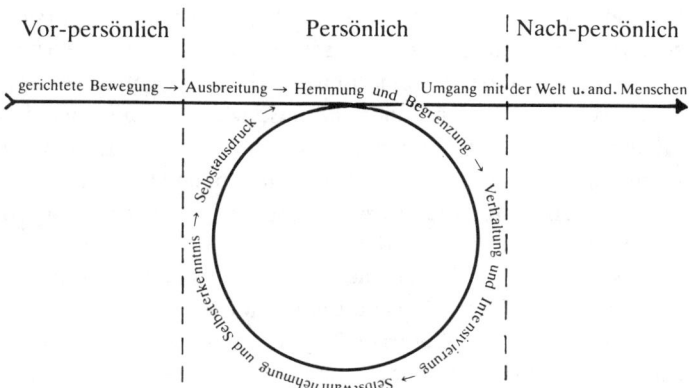

Wendepunkte

Im Lauf meines Lebens formen mich einschneidende Ereignisse um, so daß ich ein je anderer Mensch werde. Diese Höhepunkte meines formbildenden Prozesses nenne ich »Wendepunkte«. Zu jedem Wendepunkt, zu jeder Umdrehung der Formungsschleife gehören drei Phasen: eine vorpersönliche, eine persönliche und eine nachpersönliche. In der vorpersönlichen Phase ist meine Erregung ungeschieden. In der persönlichen Phase halte ich meine Erregung: meine Individualität und meine Persönlichkeit treten in Erscheinung. In der nachpersönlichen Phase hebe ich meine Grenzen auf, indem ich mich äußere; und damit erschaffe ich ein Selbst, ein Wirklichkeitsfeld.

Wenn ein Kind zur Welt kommt, verläßt es die vorpersönliche Welt und entwickelt sich zu einer Person. Wenn der Mensch die Welt der Jugend verläßt und in die Welt der Erwachsenen eintritt, verblaßt seine Jugend und wird unpersönlich, während sein Erwachsensein persönlich wird. Wenn er stirbt, verläßt er seine persönliche Welt und lebt in der Erinnerung anderer Menschen weiter; seine Welt ist nachpersönlich.

41

Denken Sie einmal an Zeiten in Ihrem Leben, in denen Sie sich sehr verändert haben. Einige dieser Veränderungen kamen von außen her zustande, wie zum Beispiel Ihr Schuleintritt, andere entwickelten sich von innen heraus, wie zum Beispiel der Hodendescensus. Erinnern Sie sich, wie diese Ereignisse Gefühle und Vorstellungen hervorriefen, neue Handlungsweisen schufen und Ihre Beziehungen zu sich und anderen veränderten. Denken Sie daran, wie Sie vor dieser Veränderung waren und wie Sie nachher waren. Denken Sie daran, wie das betreffende Ereignis Sie um-gestaltet hat.

Wenn ein Mädchen die erste Regelblutung erlebt, gehört sie noch nicht zu ihm; sie ist noch nichts Persönliches. Nach einiger Zeit findet die junge Frau einen individuellen Ausdruck für ihre Regel. Sie hat sie sich zu eigen gemacht. Wenn die Regelblutung in den Wechseljahren aufhört, verliert die Frau diese Erfahrung; sie ist nachpersönlich.

Ein Wendepunkt hat drei Abschnitte, die den drei Abschnitten der Formbildung entsprechen. Jeder Übergang von einem Abschnitt zum anderen erfordert eine Entscheidung, die ich mit meinem ganzen Organismus treffe – manchmal bewußt und manchmal unbewußt.

Die erste Entscheidung fällt in bezug auf meine Selbstbeschränkung; ich grenze einen Teil meiner selbst ein, ich verlangsame meine Ausweitung. Wenn ich mich in dem Gefühl verliere, mich immer weiter auszudehnen und nicht danach strebe, diese Gefühle zu halten, setze ich der vorpersönlichen Phase ungeschiedener Erregung nie ein Ende. Ich beschließe also, mich Fleisch werden zu lassen, geboren zu werden und geformt zu werden.

Meine zweite Entscheidung besteht darin, daß ich meine Selbstformung fortführe, indem ich mir Grenzen setze. Ich unterscheide mich und werde Person. Ich werde Mensch, indem ich mich be-leibe und meinen Leib forme. Wenn ich keine Grenzen schaffe, befinde ich mich in der Vorhölle der Unpersönlichkeit, der Formlosigkeit.

Ich kann meine Grenzen auch zu lange beibehalten. Die Verstärkung meiner Gefühle erreicht einen Grad, wo ich mich genötigt sehe, meine Grenzen fallen zu lassen und meine gegenwärtige Gestalt aufzugeben. Meine dritte Entscheidung fällt für die Entgrenzung, für die Ungebundenheit. Ich beschließe, die persönliche Phase zu verlassen – in der Jugendzeit zum Beispiel – und in die Welt der Erwachsenen einzutreten, die unpersönlich und im Verhältnis zur Welt der Jugendlichen nachpersönlich ist.

An der Grenzfläche zwischen der persönlichen und nachpersönlichen Phase, wo ich kurz davorstehe, meine alten Grenzen aufzugeben, habe ich am meisten Form. Und bei diesem Übergang vom Höhepunkt der Form zu ihrem Tiefpunkt bündele und verstärke ich meine Erregung. Stellen Sie sich jemand vor, der gerade zu einem Schlag ausholt, oder denken Sie an einen Finger, der kurz davor ist, eine Klaviertaste zu drücken. Im Augenblick des Auftreffens nimmt die Erregung ihre endgültige Form an. Im Augenblick der Wirkung erreicht die Form, die Gestalt, ihren Höhepunkt. Die Form wird freigesetzt und kann sich dann neu bilden. Der Muskel entspannt sich und zieht sich dann wieder zusammen, um erneut zu wirken. Je größer meine Erregung ist, desto zahlreicher sind meine Möglichkeiten, meine eigene Wirklichkeit, meine Wahrheit, mein Selbst zu gestalten.

Ich bin mit meinem Selbstausdruck nicht allein. Ich teile ihn mit anderen. Meine höchste Erregung mag der herrliche Akkord sein, der die Zuhörer entzückt, oder der K.O.-Schlag. Mein Ausdruck beeindruckt andere Menschen und der Ausdruck anderer Menschen macht mir Eindruck. Dieser Austausch von Aus-drücken und Ein-drücken setzt die Gestaltung der Wirklichkeit in Gang.

Alles Lebendige scheint sich selbst gestalten zu können. Diese Selbstgestaltung ist vorhersehbar und unvorhersehbar, willkürlich und unwillkürlich, persönlich und unpersönlich. Wir alle formen Körper, und doch formt jeder von uns einen einzigartigen Körper.

Während ich meine Einzigartigkeit ausbilde, kann ich auch Angst in mir erzeugen, weil ich Gefahr laufe, mich nicht noch einmal formen zu können. Ich bekomme dann Angst, wenn die Fortdauer meiner Gestaltungsvorgänge bedroht oder gestört wird. Und doch verliere ich meine Grenzen nie ganz – außer wenn ich sterbe. Jeder gibt seine Form auf, und dennoch gibt sie jeder auf seine persönliche Weise auf. Wir sterben alle, und dennoch gestaltet jeder sein eigenes Sterben.

Unser formbildender Prozeß hat mit unserem Sterben ebenso zu tun wie mit unserem Leben. Man kann in jeder Phase der Selbstgestaltung sterben. Es gibt Formen des Sterbens, wo Menschen sich übermäßig zurückhalten und sich zu Tode zwängen. Und es gibt auch Formen des Sterbens, bei denen die Menschen nur allzu bereit sind, sich zu entgrenzen, den Körper zu verlassen und in eine Phantasiewelt zu entfliehen. Das heißt für mich, daß unser Sterben einen Wendepunkt darstellt, daß im Tode vom ganzen Organismus her eine Entscheidung fällt, die ein wesentlicher Bestandteil unserer Selbstgestaltung ist.

Schöpferische Leere | Vorpersönliche Phase (ungeschiedene, sich ausbreitende Erregung) | Persönliche Phase (Zurückhaltung, Verkörperung) | Nachpersönliche Phase (Ausdruck, Interaktion, neue Wirklichkeit) | Schöpferische Leere

Die erste Entscheidung fällt, wenn die Gerade sich zur Schleife krümmt.

Die zweite Entscheidung liegt im Wahren der Grenze.

Die dritte Entscheidung fällt, wenn man die Grenze aufgibt.

Der übererregte Mensch stellt nie etwas auf die Beine. Er lebt in seiner Vorstellungswelt.

Der sich übermäßig zurückhaltende Mensch lebt im Gefängnis seiner Formen.

Der haltlos expressive Mensch stellt sich immerzu selbst dar. Er geht in seinem Tun auf.

Der Augenblick größter Intensität und Ladung im Vorgang der Gestaltung ist der des Selbstausdrucks. Daher kann man diesen Vorgang als eine Aufwärtsbewegung zum Ausdruck hin darstellen. Man muß jedoch im Auge behalten, daß die Aufwärts- und die Abwärtsbewegung nichts Getrenntes sind, sondern ebenso eng zusammenhängen wie die zwei Seiten der Möbius'schen Fläche.

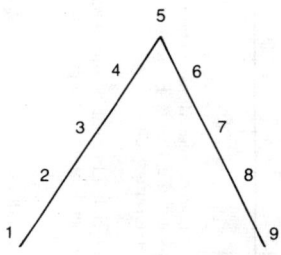

Schöpferische Leere

(5) Ausdruck und Ausdehnung; neue Interaktion; bereitwillige Fühlungnahme mit dem Unbekannten und Annehmen desselben

(4) Ziele der Ausdrucksmöglichkeiten werden mehr und mehr in den Brennpunkt gerückt.

(6) geringere Sammlung und Sehschärfe

(3) Auswahl und Verwerfung; Wahl von Haltungen, Fertigkeiten und Wertvorstellungen

(7) Spielraum für zahlreiche Möglichkeiten

(2) beginnende Um-Orientierung; Erforschen; Sammeln von Informationen

(8) Loslassen der Form; Annehmen des Unbekannten

(1) Einsicht; neue Ausrichtung

(9) Umgestaltung der Welt

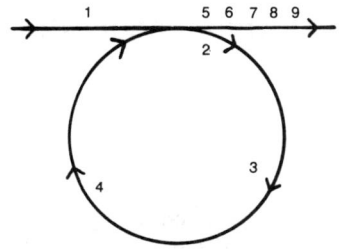

Auf jeder Stufe des Auf- oder Absteigens kann man auf Hindernisse stoßen oder sich selbst auf den Leim gehen. In beiden Fällen steht dann beim Auf- und Absteigen die Frustration und nicht die fortwährende, pulsierende Bewegung in Richtung auf Erfüllung im Vordergrund.

Haltungen und formbildender Prozeß

Das gestaltende Selbst ist jenes einmalige Gefüge von Haltungen, das es so noch nie gegeben hat. In dieser Antwort des Menschen ereignet sich die Erschaffung der Welt.

Ich ging einmal in Basel spazieren. Und ich erinnere mich ganz genau, wie ich zu mir sagte: »Laß die Schultern locker, Stanley.« Kein Erfolg. Dann sagte ich: »Na gut, laß dein *Selbst* locker.« Kaum hatte ich es so gesagt, umhüllten mich Wogen der Erregung. Die Änderung meiner Ausdrucksweise ließ mich erkennen, daß mich meine Schultern in einer furchtsamen Haltung festhielten – ich hielt mich mit den Schultern fest. Und als ich meine Schultern losließ und mich lockerte, fühlte ich mich von Erregung durchflutet, ein großes, ekstatisches, allumfassendes Gefühl kam über mich.

In diesem Augenblick wurde die Welt lebendig, und ich erkannte, daß ich mit allem verbunden war. Meine soziale Identität und die Vorstellungen und Gedankengänge, die ich für mein Innenleben gehalten hatte, verflüchtigten sich jedoch nicht. Ich entdeckte ganz einfach: »Ach so! Ich bin mehr als ich dachte, mehr als ich immer angenommen habe, mehr als ich meinem Gefühl nach war. Ich bin nicht nur, für was ich mich halte.«

Ich befand mich in einem Meer des Verbundenseins mit allen Dingen und Menschen um mich herum. Und wie ein Flugzeug in das unsichtbare Luftmeer hinauffliegt und mit Leitwerk und Bremsklappen steuert, hatte ich das Gefühl, ich könne mich in diesem Meer der Verbundenheit nach Belieben bewegen.

Ich fühlte mich unendlich tief in die Welt eingetaucht. Und ich konnte erkennen, daß alle anderen auch in dem Meer waren, in dem ich mich befand; nur wußten es die meisten nicht. Sie wußten es nicht, weil die Verhärtung ihrer Muskeln und ihre flache Atmung ihren Lebensraum verengte. Sie ließen sich nicht die Freiheit, sich auszudehnen und auszudrücken. In diesem ozeanischen Kontinuum versuchten sie immerzu, die Identität ihres Lebensraumes durch verkrampfte Haltungen zu bewahren.

Unter einer Haltung verstehen wir im allgemeinen ein Gefüge geistig-seelischer Natur, eine Einstellung. Eine Haltung ist ein körperliches Muster. Unsere Haltungen bilden den Rahmen unserer Form.

Es gibt zahllose Haltungsmuster, und ihre Wechselwirkungen sind gleichzeitig und vielschichtig. Haltungen haben muskuläre, emotionale und geistige Anteile. Unsere Erregungsmuster treten als Handeln, Fühlen und Denken in Erscheinung.

Haltungen bilden den Hintergrund für den Charakter. Beim Football sind die Spieler und die Spiele, die Formationen und Stile so etwas wie Haltungen. Sie setzen dem Spielverlauf Grenzen. Die Qualität des Spiels – der Ausdruck, der aus dem Spielverlauf entsteht – ist sein Charakter. Die eine Seite erkennt man an ihrer charakteristischen Eigenschaft, immer wieder neue Vorstöße zu machen, die andere spielt unter Druck defensiv.

Eine begrenzte Zahl von Runden, gleichgültig wie gut gespielt wird, ergibt ein begrenztes Spiel. Wenn ich starre Haltungen habe, so bestimmen diese nicht nur meine starre Weltanschauung, sondern auch meine eintönige Gefühlswelt und meine festgefahrene Handlungsweise, die zur Starrheit meines Leibes gehören. Nicht nur mein Denken ist derart beschränkt. Mein ganzer Körper kann sich nicht frei bewegen, kann nicht frei empfinden.

Meine Haltungen fügen sich zusammen und bilden Grenzen, die meine Erregung zurückhalten und ausdrücken. Wenn meine Fähigkeit zum Selbstausdruck erheblich eingeschränkt ist, so liegt das daran, daß ich Haltungen entwickelt habe, die die Ausbreitung meiner Erregung beschneiden. Ich verkrampfe meine Muskeln in Händen, Armen, Mund, Brust,

Bauch und Beinen. Das macht mich vorsichtig, konservativ und mißtrauisch. Ich suche Traditionen, an die ich mich klammern kann. Ich bin überzeugt, daß es sicherer und besser ist, am Althergebrachten festzuhalten, als sein eigenes Leben zu leben.

Wenn wir erregt sind, die Erregung annehmen und zu ihr stehen, entwickeln wir Haltungen, die unsere Grenzen erweitern. Wir gehen auf die Welt zu. Wir strecken die Arme aus und weiten die Brust. Das Herz geht uns auf. Wir fühlen uns weit werden und sehen die Welt und uns selbst als freundlich an.

Erfüllung und Versagung

Wir gestalten uns selbst, indem wir Haltungen aufbauen – Muster für die Vorbereitung des Handelns und für das Handeln selbst. Es gibt zwei unterschiedliche Arten von Haltungen. Die eine ist auf Erfüllung gerichtet, die andere auf Versagung. Sowohl erfüllungs- als auch versagungsorientierte Haltungen sollen Triebbedürfnissen und sozialen Bedürfnissen dienen und treten im Fühlen, Denken und Handeln zutage.

Bei meiner Selbstformung baue ich Haltungen auf. Wenn ich auf Erfüllung ausgerichtet bin, erwächst der Aufbau meines formbildenden Prozesses aus meinen natürlichen Bedürfnissen. Auf Erfüllung gerichtete Haltungen zeichnen sich durch eine vorwärtsstrebende, aufrechte, ausgeglichene und bewegliche Körpergestalt aus. Wir sehen eine Symmetrie, die auf der Harmonie zwischen linker und rechter Gehirnhälfte – der praktischen und der intuitiven Seite – beruht und im weiteren Sinne Ausgewogenheit zwischen linker und rechter Körperhälfte ist. Die Augen arbeiten gleichsinnig. Beine, Arme und Rumpf sind gut aufeinander abgestimmt. Die Gedanken und Gefühle passen zu den Handlungen des betreffenden Menschen; und er ist von solcher Gestalt, Anmut und eigener Art, daß wir in ihm ein Individuum, eine Persönlichkeit sehen.

In geistig-seelischer Hinsicht zeigen sich diese Harmonie, Stimmigkeit und Verbundenheit als Interesse, Selbstvertrauen, Vorstellungsvermögen und Bereitschaft, mit dem Unbekannten zu leben. Im Gefühlsbereich herrschen Erregung, Vorgefühl, Liebe und Freude. Denken Sie an einen Menschen mit Visionen. Denken Sie an Menschen, die sich gemeinsam einer Aufgabe widmen, an Menschen, die das, was sie tun, gerne tun, die das Gefühl haben, sich und anderen von Nutzen zu sein.

Wird die Selbstgestaltung gestört, brechen die auf Erfüllung gerichteten Haltungen zusammen. Wir werden unsymmetrisch, verlieren unsere Anmut und fühlen unsere Verbundenheit nicht mehr. Wenn die beiden Körperhälften nicht zusammenarbeiten, tun wir zweierlei zugleich: ergreifen und wegstoßen zum Beispiel, oder uns festhalten und weitergehen wollen. Wenn wir in einem Versagungsmuster gefangen sind, bemerken wir Unsicherheit, das Gefühl der Unzulänglichkeit, Verwirrtheit, eine nachtragende Haltung, Feindseligkeit, Minderwertigkeitsgefühle und Verzweiflung. Das Selbst schrumpft in sich zusammen.

Je mehr die Versagungshaltung vorherrscht, desto mehr bauen wir ab. Dies äußert sich in einer immer geringeren Beweglichkeit und Bereitschaft, uns weiterzuentwickeln. Wir sind körperlich immer weniger in der Lage, das Selbst, das wir sind, weiterhin umzugestalten. Wenn wir uns ständig gestört fühlen, fallen wir auf bereits erprobte Haltungen zurück – alte Kindheitsmuster wie Trotz und Sich-Anklammern, die sich immer tiefer einfressen können, je öfter wir sie wiederholen und dafür »unsere guten Gründe« finden. Wir wiederholen uns – gelangweilt und langweilig.

Der Abstieg in die Hilflosigkeit

Im Verlauf unserer Selbstformung stoßen wir unweigerlich auf Hindernisse. Wir bekommen keine Antwort: ein Baby verlangt nach seiner Mutter, und sie ist nicht da. Wir werden an etwas gehindert: ein Kind streckt seine Hand nach etwas aus und bekommt einen Klaps auf die Hand. Jeder hat seine Grenzen: ich bin im Weitsprung nicht so gut, daß ich die Sieben-Meter-Marke erreiche; ich habe eine Fülle von Einsichten, aber es fällt mir schwer, sie in Worte zu fassen und niederzuschreiben. Ein Hindernis stellt eine Bedrohung für mich dar, wenn ich erfahre, daß es mein Streben nach Erfüllung stört. Im Verlauf eines Tages stoße ich auf viele unerwartete Situationen, aber manche von ihnen erlebe ich als so störend, daß ich steckenbleibe. Ich zucke zusammen. Ich halte inne, ehe ich mich darauf einlasse, irgend etwas zu tun. Dieses Gefühl der Überraschung*, das vom Zögern bis zum Erstaunen reicht, ist meine erste Reaktion auf das, was ich als Störung erlebe. Ein Kind, das hingefallen ist, zieht sich immer zusammen, bevor es losschreit. Ein Kind, das gerade etwas Neues entdeckt hat, steht unbeweglich da und ist von dem, was vor ihm liegt, völlig in Anspruch genommen.

Der Augenblick der Überraschung ist der Ausgangspunkt des Lernens. Dieses körperliche Innehalten öffnet mich dem Neuen, der Er-neuerung. Man kann es sich zunutze machen: Sowohl bei der Gehirnwäsche als auch bei der Hypnose versucht man, den Leuten in dieser kurzen Zeitspanne etwas zu suggerieren. Der heutige Erziehungsstil ist dadurch gekennzeichnet, daß am Anfang die Mißbilligung der Bewegung steht; wenn man den Körper des Kindes ruhigstellt, führt man individuelle Muster der Aufmerksamkeit herbei, die sich gegenseitig fördern und stützen. Die Aufmerksamkeitsenergie der Kinder kann dann so gelenkt werden, daß sie sich der Rolle des idealen Schülers anpassen.

---

* »Wenn einem Organismus dies widerfährt, zieht sich jene Schicht der Persönlichkeit stark zusammen, die in derselben Phase aufgebaut wurde, in der auch das Trauma erfolgte. Oberhalb dieser Schicht entwickelt sich der Organismus vielleicht weiter, aber dieses Wachstum hat keinen Boden in dem, was der Zusammenziehung vorausging.« – Persönliche Mitteilung von Alexander Lowen, M. D.

Überraschung und Wachsamkeit werden entweder zu Neugier oder zu Verdrossenheit. Neugier ist der erste Schritt zur Durchsetzung des eigenen Vorwärtsstrebens, denn sie verwandelt sich ihrerseits in tätiges Erforschen, Begeisterung, hochgespannte Freude und Fähigkeit zur Zusammenschau. Verdrossenheit hingegen ist der erste Schritt des Abstiegs in die Frustration, einer stetigen Abnahme der Erregung, die mehr und mehr zu wütender Abneigung, einsamem Weinen und starrem Entsetzen angesichts äußerster Hilflosigkeit führt.

Nehmen wir einmal an, ein Kind von drei Jahren will Aufmerksamkeit von seiner Mutter. Es sieht sie die Straße entlangkommen und läuft auf sie zu. Plötzlich springt ein großer Hund aus dem Gebüsch und verstellt ihm den Weg. In seiner Überraschung hält das Kind einen Augenblick inne; der Hund mag gutmütig sein oder auch nicht. Wenn das Kind beschließt, der Hund sei freundlich, patscht es ihm vielleicht neugierig auf den Rücken. Oder es bleibt sogar bei ihm stehen und spielt mit ihm; seine Mutter sucht es dann später. Wenn es andererseits den Hund für bissig hält, geht es ihm vielleicht aus dem Weg und rennt los, um bei seiner Mutter Zuflucht zu suchen.

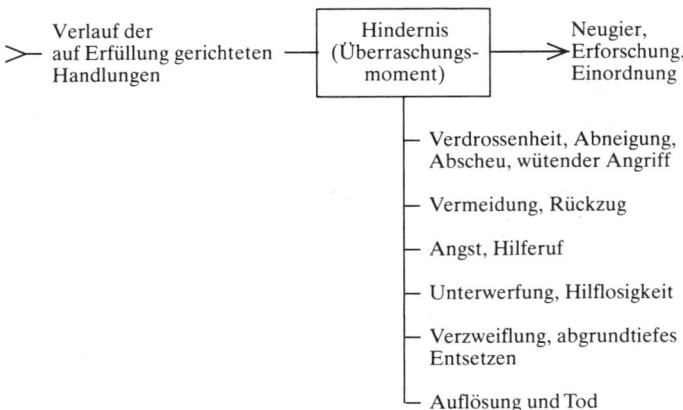

Es kann aber auch so kommen, daß das Kind im Augenblick seiner Überraschung hängenbleibt. Ein Teil von ihm will zur Mutter; der andere Teil weicht vor dem Hund zurück. Es kommt nicht mehr weiter, weil es versucht, seine Energien zu spalten und in zwei entgegengesetzte Richtungen zugleich zu laufen. Wenn es keinen Ausweg findet, schreit es um Hilfe. Wenn Hilfe ausbleibt, gibt es auf und überläßt sich seinem Schicksal.

Die Neugier ist in jeder Gesellschaft ein Zeichen der Lebendigkeit, denn sie zeigt an, daß man dem Unerwarteten begegnet und es bewältigt. In mancher Hinsicht jedoch akzeptiert die Gesellschaft die Verdrossenheit und lehnt die Neugier ab. Die Verdrossenheit macht sich gefühlsmäßig als Abscheu und geistig-seelisch als Abneigung bemerkbar. Das kleine Kind lernt, seinen Kot und seine geschlechtlichen Regungen zu verabscheuen. Das Schulkind lernt, jede Art von Tagträumerei und eigenartigen Wahrnehmungen bei anderen und auch bei sich selbst lächerlich zu machen. In jedem Fall erhält der Ausdruck der zulässigen Abneigung seine Form durch eine Haltung der nicht zulässigen Abneigung des Kindes gegenüber seinen Eltern, die darauf bestehen, daß es »rein« sein müsse, und gegenüber den Lehrern, die von ihm verlangen, stillzusitzen und gut aufzupassen.

Die Verdrossenheit ist eine Nadel mit zwei Spitzen, die eine gegen das Selbst und die zweite gegen die anderen gerichtet. Nehmen wir an, ich esse etwas, das mir nicht bekommt. Ich kann es auskotzen, ich kann mich sofort ins Bett legen oder ich kann beides tun. Die Schwierigkeit dabei ist jedoch, daß ich nach wie vor essen muß – es sei denn, ich beschließe, mit dem Essen überhaupt aufzuhören und zu sterben. Ob ich es nun sehe oder nicht, meine Verdrossenheit ist Ausdruck eines grundlegenden Konflikts in mir selbst. Und wenn ich diesen Konflikt nicht löse, bleibt mir eine oft grundlos erscheinende Ablehnungsbereitschaft. So verliere ich möglicherweise allmählich meine schöpferische Stoßkraft und nehme die Erfüllung nur noch als Vermeidung von Störungen und Beseitigung von Hindernissen wahr.

Malen wir uns das Beispiel vom dreijährigen Kind und dem Hund noch etwas mehr aus: das Kind kann einen solchen Schrecken davontragen, daß es sich immer noch von dem Hund bedroht fühlt und sich von ihm befreien muß, selbst wenn es schon längst bei seiner Mutter angelangt ist. Die Angst hat sich ihm so tief eingeprägt, daß es noch Wochen danach nur widerstrebend aus dem Haus geht. Während dieser Zeit kann der Gegenstand seiner Angst ins Unbewußte absinken. Aber selbst wenn das Kind weiß, warum es sich fürchtet, bleibt es weiterhin in dem Maße hilflos, als es die emotionalen und neuromuskulären Komponenten seiner Haltung noch nicht wieder aufgelöst hat. Und so kommt es, daß viele Leute ihr Leben lang Hindernisse wie alten Groll, Minderwertigkeitsgefühle oder Armut überwinden müssen – Hindernisse, die ihr Gefühlsleben oder ihre Körpergestalt immer noch beeinträchtigen.

Wenn die Haltung der Verdrossenheit nicht dazu führt, daß man das störende Hindernis wieder los wird, das die Verdrossenheit ausgelöst hat, so bleibt sie weiterhin wirksam. Sie dient zur Sicherung eines geschlossenen Systems. Als geschlossenes System von Verhaltensweisen kann eine leichte Versagungshaltung schnell in eine Haltung des Rückzugs und des Um-Hilfe-Rufens übergehen. Von da aus ist der Weg in die hilflose Unterwerfung und in die Verzweiflung nicht mehr weit; schließlich wird man seines Lebens überdrüssig. Bei jedem Schritt auf dem Weg nach unten, schwächt man die eigene Form. Die Erregung kann sich immer weniger selbst begrenzen – wie das krampfhafte Zugreifen zeigt, das für den verzweifelten Versuch steht, doch noch ein Stück Welt zu erhaschen. Und so bildet sich ein angsterfüllter Mensch.

Der abwärtsgerichtete Weg der Frustration ist nichts als eine Verlängerung und Vertiefung des erschreckten Innehaltens. Abscheu, Wut, Hilflosigkeit und so weiter sind Ausdruck aufeinanderfolgender Stufen des Gefühls, in Fesseln geschlagen zu sein. Und so wird das Los des Menschen auch oft dargestellt: das Leben sei ein unentwegter Versuch, die Hilflosigkeit und die Angst zu überwinden. Solange es uns nicht gelingt, sind wir Opfer und Gefangene, voller Entsetzen angesichts des bevorstehenden Todes und gleichermaßen voller Angst vor dem Lebendigsein. Wir empfinden nach wie vor eine starke Abneigung gegen die Schwächen, die wir als Kinder erlebt haben; es sind dies dieselben »abstoßenden« Schwächen, die wir dem Alter zuschreiben. Und wir sind von dem Bedürfnis besessen, mit anderen zusammenzuarbeiten und mitzuteilen, was wir durchgemacht haben, damit wir zu Erkenntnissen gelangen, neue Wege und Lebenstechniken entwickeln können.

Eine andere Sicht des menschlichen Schicksals erwächst der fortwährenden Erfahrung der formbildenden Sequenz, die nicht grundsätzlich gestört ist, auch wenn sie für einen Augenblick unterbrochen wird. Wir erholen uns von dem Überraschungsmoment. Wir werden neugierig. Wir erforschen die Lage der Dinge und gehen dann entweder weiter oder lassen unsere Erregung sich zu Entzücken und Begeisterung steigern — so verwandeln wir uns an, was uns begegnet und bauen es ein.

Der gestaltende Mensch strebt nach der Erfüllung, das auszudrücken, was ihn gerade erregt. Der auf Versagung ausgerichtete Mensch sucht sich Ersatzziele. Ich habe Hunger, aber ich werde am Essen gehindert; ich tue also so, als habe ich es nicht nötig, zu essen; ich sage, ich mache mir nichts aus dem Essen. Man kann leicht sehen, daß der Hochmut ein gewaltsames Sich-Hochrecken, ein Versteifen des Oberkörpers, des Nackens und des Kiefers ist, um das gewohnte Zusammensinken und das mangelnde Selbstwertgefühl auszugleichen. Im Gegensatz dazu stammt die stolze Haltung eines Menschen, der sein Leben gestaltet, aus dem Gefühl, von Erregung erfüllt zu sein. Die Erregung wirkt sich im Gefühl der Selbstachtung und im Ausdruck der Würde und des stolzen Schrittes aus.

Die Lösung des Knotens

Es ist wichtig, die Tatsache richtig einzuschätzen, daß die geistig-seelischen Haltungen und die Körperhaltung ein und dasselbe sind – wie Nina Bull in dem Buch *The Attitude Theory of Emotions* hervorgehoben hat. Bei den meisten Erziehungs- und Psychotherapie-Methoden versucht man, auf das Geistig-Seelische einzuwirken, während der Körper seine von Versagung geprägte Gestalt fast unverändert beibehält. Wir kennen doch alle Menschen, die zwar ungeheuer einsichtig sind, aber immer noch mit eingeengtem Brustkorb herumlaufen, der sie immer wieder ihre geringe Selbstachtung fühlen läßt.

Wenn jemand aus der Sackgasse der Frustration nicht mehr herauskommt, so besteht seine Behandlung darin, ihn das Erschrecken körperlich wiedererleben zu lassen, das am Anfang seines Konflikts stand. Das Erschrecktsein ist die Grundhaltung, an die man herankommen muß. Dann kann der Betreffende die Umgestaltung dessen erleben und erforschen, was vorher entsetzlich oder tabu war.

Ich gehe an die Auflösung meiner Versagungshaltungen, indem ich sie als meinen Körper erlebe und wahrnehme. Eine chronische Muskelverspannung wird mir nicht von einem anderen Menschen zugefügt. Ich füge sie mir selbst zu. Wenn ich allmählich erkenne, wie ich mich halte, nehme ich mit den Empfindungen, Gedanken und Erinnerungen Fühlung auf, die mit meiner Struktur zusammenhängen. Ich erlebe Stück für Stück die persönliche Geschichte der Fessel, in die ich mich geschlagen habe. Und so verbinde ich mich auf verschiedene Weisen mit dem lebendigen Körper, der ich bin*.

Wenn ich ein Verstandesmensch geworden bin, versuche ich zu erfühlen, wie ich meine Energie in den Kopf leite. Ich mache mir auch klar, wie ich es anstelle, die Erregung im übrigen Körper zu dämpfen. Ich erlebe die Struktur, die mein Denken

* Wilhelm Reich veröffentlichte 1933 die gleichen Entdeckungen; ich bin jedoch unabhängig davon zu diesen Erkenntnissen gelangt.

auf Kosten meiner Gefühle und meines Handelns unterhält – die Struktur, die mein Gehirn hat wachsen lassen, während der Rest von mir zum armen Vetter werden mußte, dessen Dasein abwechselnd nicht beachtet und verunglimpft wird. Sobald ich beschließe, den vernachlässigten Teil meines Körpers zu bewohnen, fange ich an, seine Botschaften einzubauen: seine Wünsche und Beschwerden. Ich füge meinen Kopf mit dem zusammen, was ihn trägt. Eine Haltung der Hilflosigkeit und der Verzweiflung tritt gewöhnlich in Brust und Schultern in Erscheinung, da Gefühle des Vertrauens und der Weitung, das Lachen und die Liebe von diesem Bereich ihren Ausgang nehmen und nach Ausdruck drängen. Wir halten diese Gefühle zurück, indem wir die Brust einfallen lassen und unbeweglich machen und dadurch Atmen, Weinen und Schreien sowie das Empfinden unserer Weichheit und Verletzlichkeit einschränken. Wenn wir uns tiefer atmen lassen und uns sowohl körperlich als auch geistig-seelisch mehr weiten, gestalten wir allmählich diese Haltungen um.

Der Abbau von Haltungen ist ein natürlicher Bestandteil des formbildenden Prozesses. Er ist ein Teil unserer Gestaltungskraft, der uns den Weg zur Umgestaltung öffnet. Der Unterschied zwischen versagungsbedingter Auflösung und gestaltender Lösung ist unendlich groß, obschon sie sich an der Oberfläche ähnlich sind. Andauernde Frustration führt zu immer negativeren Gefühlen und Gedanken, zu einem immer wütenderen, einengenderen und depressiveren Erhalten der eigenen Wirklichkeit. Die Erfahrung gestaltender Lösung ist etwas ganz anderes. Wenn ich eine Haltung loslassen lerne, die ich lange Zeit eingenommen habe, fühle ich mich vielleicht etwas hilflos. Ich muß vielleicht Schmerzen und seelische Pein erleiden. Mir ist vielleicht unbehaglich, und ich weiß nicht, wie es weitergeht. Ich spüre aber auch den Fluß der Erregung, wenn ich mich selbst umbaue. Ich erlebe die schöpferische Leere und nicht den Abgrund der Hölle. Ich bin da, wo ich in mich hineinhorche und aufmerksam bin; ich bin nicht am Ort inneren Elends und innerer Leblosigkeit. Ich bin an meinem

Ort der Stille, wo ich das Alte verarbeite und das Neue bilde – und nicht da, wo krankhafter, brütender Groll sich vom Alten nährt und das Neue verkümmern läßt.

Das allmähliche Auflösen und Umformen von Haltungen ist ein Lernen durch Erfahrung. Wenn ich gewohnheitsmäßig die Zähne zusammengebissen und die Schultern hochgezogen habe, erlebe ich beim Aufbrechen dieser Haltungen sowohl das Gefühl der Erneuerung als auch das der Umgestaltung. Ich lerne die Formen der alten Versagungsmuster und die Formen neuer Muster erfüllten Lebens.

Meinem Geist prägt sich etwas Neues ein (in-formig); diese Er-neuerung nennen wir Einsicht. Und wieder ist es die *Haltung* meiner Einsicht, die Beachtung verdient – ihre Form, ihr Bau und nicht nur ihr Inhalt. Die Neuformung geht mit Gefühlen und Empfindungen geistig-seelischen und muskulären Umbaus einher. Mein Aha-Erlebnis ist nur vollständig, wenn mein ganzes Selbst an diesem Vorgang des Lernens und Formens beteiligt ist, und nicht nur mein Erkenntnisvermögen. Ich denke nicht nur anders, sondern ich bewege mich auch anders, verhalte mich anders und fühle anders. Meine Fähigkeit, auf neue Situationen zu reagieren, formt auch weiterhin meinen Körper, mich, zu einer leibhaften Persönlichkeit.

Form und Charakter

Der Körper kann nicht lügen. Er ist unfähig zu lügen. Lügen können nur aus dem Mund kommen, der Körper lügt nie.

Meine besondere Körpergestalt, mein besonderes Körpergefühl legen Zeugnis ab von meinem besonderen Charakter, meinen besonderen Verhaltensweisen, sowohl den psychischen als auch den physischen. Mein So-Sein hat eine Eigenschaft, die jede Seite meiner Existenz durchdringt und mich kenntlich macht. Ich bin immer mit Ernst bei der Sache. Ich reagiere feurig. Ich strahle Freude aus. Ich verströme Gift. Das ist das Selbst, das ich mir gestaltet habe, und die Eigenart, die ich ausstrahle.

Die Beweggründe des Verhaltens interessieren mich nicht so sehr. Mich interessiert vielmehr, wie jemand eine Handlung ausführt – liebevoll oder haßerfüllt, eindeutig zupackend oder unentschieden. Ich frage mich: Wie nimmt der Körper dieses Menschen Fühlung auf? Mit der kriecherischen Unterwürfigkeit eines geprügelten Hundes? Bewegt er sich sklavenhaft vorsichtig, um gefällig zu sein? Oder ist er von angsterfülltem Trotz geprägt, hält er sich durch einen starren Brustkorb und zusammengebissene Zähne zurück? Ist er ein aggressiver Draufgänger mit gestreckt gehaltenen Armen und Gedanken, die auf Rache und Zerfleischen gerichtet sind? Oder drückt er seine allumfassende Zufriedenheit in seinen Geweben aus, die voller Lust anschwellen? So lese ich den Charakter.

Ich reagiere auf den Umgang mit anderen und ich forme mich nach meinen Erfahrungen. Ich habe mir meine Begegnungen mit der Welt einverleibt, und sie haben ihre Spuren hinterlassen. Mein Charakter offenbart, wie ich lebe und erlebe – voller

Bitterkeit oder voller Lust, mißlaunig oder zuversichtlich. Die anderen erkennen mich an diesen grundlegenden Eigenschaften. Und ich erkenne mich selbst in ihnen. Einer meiner Freunde ist ein großsprecherischer, aggressiv alles an sich reißender Mensch, den alle gern haben, weil er so »lieb« ist; eine Freundin von mir ist eine träge, schwermütige Frau, deren Gerechtigkeitsliebe jedermann schätzt.

In der Kindheit fangen wir an, der Welt zu begegnen, und die Antworten unseres Körpers formen unseren Charakter und unser erwachendes Bewußtsein. Die Begegnungen sind zahlreich und vielfältig, und es gibt viele Möglichkeiten, wie die Erregungsvorgänge sich vermischen können und Form hervorrufen. Die Gestalt des Körpers und die Form der Gefühle gehören zusammen.

Die Erregung des Kindes und die Erregung der Eltern haben Eigenschaften wie Sanftheit oder Verdrießlichkeit, die miteinander im Austausch standen. Die Gestalt des Kindes erhält durch die Übermittlung solcher Eigenschaften eine Gefühlstönung. Wenn die Erregung von Vater oder Mutter mit übertriebener Besorgnis oder Ängstlichkeit beladen ist, drückt sie auf die Erregung des Kindes; das Kind schrumpft, gibt auf, entwickelt eine in sich zusammengesunkene Gestalt. Wenn die Erregung von Vater oder Mutter flach, schwammig, unsicher und unklar ist, setzt sie der Erregung des Kindes keine Grenzen; die Form des Kindes kennt dann ihre eigenen Grenzen nicht. Es wird ein Mensch, der die Welt immerzu auf die Probe stellt, in dem Bemühen, jemanden zu finden, der ihm Einhalt gebietet.

Wenn die ersten Begegnungen eines Kindes mit der Außenwelt einengend sind – wenn es ständig zu hören bekommt: »Faß das nicht an!« und für das Anfassen bestraft wird –, wird es zu einer Gestalt, die ihren Berührungsdrang kappt. Ein heranwachsendes Kind, dem man beibringt, sich seines Geschlechtslebens zu schämen, wird diese Schamgefühle später in Form eines steifen Halses ausdrücken. Es bekommt einen halsstarrigen Charakter. Ein junges Mädchen, das bei mir in Behandlung war, sagte, es versteife immer seinen Hals und beiße die Zähne zusammen, wenn es masturbiere, damit es keine Geräusche mache. Ein anderes Mädchen erzählte mir, es mache seinen Hals steif, wenn es sexuelle Empfindungen habe, um es andere nicht merken zu lassen.

Auf der anderen Seite wird ein Kind, dessen Antriebe von der Umwelt weitgehend angenommen werden, wahrscheinlich eine Gestalt entwickeln, die diese Billigung in Eigenschaften wie Stetigkeit, Lust oder Selbstsicherheit ausdrückt.

Form hat viele Seiten. Eine Seite der Form ist die Gestalt und sind die Grenzen einer Zelle, ist die Gestalt und sind die Grenzen eines Organismus. Form ist aber auch die Gestalt und sind die Grenzen einer Geste. Es gibt Formen des Händeschüttelns und des Liebesakts. Es gibt verschiedene Verhaltensweisen und Grenzen des Verhaltens. Es gibt Formen des gesellschaftlichen Umgangs. Es gibt Leute, die immerzu mit dem Kopf nicken, wenn sie sich unterhalten, und die nie darüber hinauskommen. Form in diesem Sinne ist das Bindeglied zwischen dem Sichtbaren und dem Unsichtbaren, zwischen der Handlung und dem Gefühl, das man dabei hat.

Form ist verlangsamtes Geschehen. Es ist Teil unseres formbildenden Prozesses, daß wir neue Formen aufbauen, die unserem Lebensgefühl Ausdruck verleihen.

Wenn wir das Leben als Prozeß erfahren, können wir erkennen, daß sich die Erfahrung von Raum und Zeit darin ausdrückt, wie die Menschen in der Welt sind. Wir können einen zwanghaft rigiden Menschen anschauen und verstehen, daß er immer wieder seine Zeit einengt – er ist pünktlich, er setzt Zeiten fest und engt seinen Lebensraum ein, indem er seinen Körper zusammenzieht. Sein Körper zeigt uns jemand an, der meint, er dürfe sich nicht Zeit lassen und keinen Raum einnehmen, die Beherrschung verlieren. Umgekehrt erkennen wir den schwachen Charakter, der keine zusammenhängende Form aufbauen kann, die seinen Raum und seine Zeit enthält. Da es ihm an

Selbstbegrenzung und Selbstverständnis mangelt, läuft er aus und versickert. Ein verengter Mensch strahlt vielleicht Leblosigkeit und Schmerz aus; ein schwacher Charakter kann rührselig und unzuverlässig erscheinen.

Wenn ich mit jemandem arbeite, versuche ich zu verstehen, wie er sich zu seinem Lebensraum in Beziehung setzt, wie er den Raum empfindet, der sein Körper ist. Ich versuche zu erfassen, wieviel Raum er für sich in Anspruch nimmt, wo er seine Grenzen setzt und wieweit man bei ihm gehen kann. Ich versuche ein Gespür dafür zu entwickeln, wie er seine Zeit erfährt und durchschreitet, wie sehr er gemäß seinen eigenen Rhythmen lebt. Lebensraum und Lebenszeit eines jeden Menschen drücken sich als sein Körper aus.

Unsere Selbstgestaltung entfaltet sich nicht im Raum; sie gestaltet ihren eigenen Raum. Wir leben nicht *in* Raum und Zeit. Wir *sind* lebendige Zeit; wir *sind* lebendiger Raum. Wenn wir uns gehören, wenn wir uns lassen, wenn wir gelassen sind, bewohnen wir den Raum und leben die Zeit, die wir gestaltet haben.

Nicht nur was Sie tun, sollten Sie wissen, sondern auch, wie Sie es tun. Zu wissen, daß Sie sich auflehnen oder sogar, warum Sie sich auflehnen, ist nicht genug. Das Erleben des *Wie* – wie Sie zum Beispiel etwas oder jemanden mit Armen und Schultern von sich wegstoßen – vertieft und vervollständigt das Selbstgefühl.

Es gibt keine Patentlösung für das Problem, warum man den einen oder anderen Charakter annimmt. Warum beschließt man, einen chronisch verkrampften Charakter zu haben, anstatt einen freien Charakter zu wählen? Die Tür ist nie verschlossen. Die Charakterbildung wurzelt in dem gleichen Geschehen mit stets offenem Ausgang, das uns als Körper formt.

Ich erinnere mich, wie ich in eine Situation in einer Gruppe verwickelt war. Eine Frau von 55 oder 60 Jahren, die an der Gruppe teilnahm, hatte die Charaktereigenschaft, sich ständig über alles Mögliche zu beklagen. Sie beklagte sich, daß sie nie etwas zu Ende bringen konnte, daß sie nie zufrieden war. Ihr Körper war vornübergebeugt und sah versauert aus. Sie hatte die Form eines verkrüppelten Selbst gewählt.

Sie erzählte uns einen Traum, aus dem klar hervorging, daß sie sterben wollte. Einige von uns wiesen darauf hin. Zuerst konnte sie selbst es nicht so sehen; aber dann wurde ihr Schritt für Schritt klar, daß ihr der Sinn nach dem Tod stand. Sie hatte das Gefühl, das Leben sei langweilig und Sterben sei etwas, das sie mit Erfolg hinter sich bringen könnte. Sterben zu wollen entsprach ihrer Charakterrolle – ein der Gestalt ihres gebrochenen Selbst gemäßer Ausdruck. Und als sie allmählich verstehen lernte, wie sie diesen Charakter hervorgebracht hatte, als sie begriff, daß sie ihre Vergangenheit in der Gegenwart zu leben entschlossen war, kam in ihr der Wunsch auf, sich eine andere Lebensform zu schaffen.

Wie negativ die Struktur eines Menschen auch gegenwärtig erscheinen mag, so hat sie doch einmal dem wünschenswerten und nützlichen Zweck gedient, seine Identität zu gewährleisten. Im Hinblick auf die Verwirklichung seines Potentials kann jedoch diese früher einmal erwünschte Form jetzt erheblich einengend sein. Und wenn der Betreffende sie zu lange beibehält, stirbt er. Er stirbt in dem Sinne, daß er seinen Lebensausdruck wirksam beschneidet.

Ich erinnere mich an eine Frau, mit der ich gearbeitet habe: sie war hübsch, starkknochig, kraftstrotzend, eine Tänzerin, sehr muskelbepackt, warmherzig, und sie hatte große schwarze Augen, die einen zum Reden einluden. Mit dreißig war sie jedermanns unverheiratete ältere Schwester. Als ich sie auf diese Rolle der großen Schwester aufmerksam machte, in der sie an alle Aufgaben heranging – ihre Haltung der unaggressiven, sich selbst verleugnenden Mitfühlenden – brach sie in Tränen aus. Sie erzählte mir, daß ihre großen Muskelpakete die Wut auf jene Leute enthielten, die sie ihrem Gefühl nach nicht zu schätzen wüßten oder bei denen sie keine Anerkennung bekam, wenn sie ihnen zu Gefallen sein wollte. Ich wies sie darauf hin, daß ihre Muskelpakete sie auch davon abhielten, sich wie eine Frau zu bewegen. Sie fing wieder an zu weinen und sagte, sie habe sich gezwungen gefühlt, Tänzerin zu werden, um sich anmutig bewegen zu lernen; sie erinnerte sich, daß sie als junges Mädchen in ihrer aufkeimenden Sexualität von der Familie ausgelacht worden war. Man sagte zu ihr: »Wackel' doch nicht so mit dem Hintern!« Und wir konnten beide nachvollziehen, wie ihr Charakter, die große Schwester, eine Gestalt geschaffen hatte, die ihre Selbstverleugnung ausdrückte.

Identität und formbildender Prozeß

Das leibliche Erleben läßt ein Kontinuum von Gefühlen entstehen, das sich selbst zu einer Person gestaltet. Die Form unserer Erfahrung ist unsere Identität. Wenn wir unser leibliches Erleben herabsetzen, überlassen wir es anderen, uns zu sagen, wer wir sind (»Du bist ein Verkäufer«; »Du bist ein Ingenieur«) und wer wir sein sollen (»Sei doch etwas freundlicher«, »Zeigen Sie mehr Betriebstreue!«). Die Botschaften unseres Leibes helfen uns, das Bedürfnis nach Anerkennung und den Schmerz der Ablehnung zu überstehen. Sobald wir diesen Botschaften kein Gehör mehr schenken, übernehmen wir vorgefertigte Vorbilder und Rollen.

Wir haben uns jahrelang damit begnügt, uns auf der Grundlage überlieferter Rollen mit uns selbst und mit anderen in Beziehung zu setzen. Wir haben genaueste Maßstäbe dafür festgeschrieben, wie unsere Natur zu definieren sei – wie festzulegen sei, was eine Frau ist, was ein Mann ist, was sexuell sein heißt, was erwachsen und reif sein heißt. Die meisten Menschen versuchen, sich eine Identität zu verschaffen, indem sie diese vorfabrizierten Rollen nachahmen und mit ihrem Leben erfüllen.

Seit Menschengedenken haben wir unsere Kraft fast ausschließlich dafür aufgewendet, für Nahrung, Obdach und Sicherheit zu sorgen, und unsere Identität stimmte mit unseren Bedürfnissen überein. Heutzutage ist jedoch die Erfüllung dieser Grundbedürfnisse für viele Menschen sichergestellt. Und von nun an stehen wir vor einem Überschuß an Kraft. Wir sehnen uns danach, Neues kennenzulernen, neue Verbindungen anzuknüpfen, neue Formen und Vorstellungen in unser Leben treten zu lassen.

Das Einzigartige an uns Menschentieren ist unsere Offenheit. Unsere Lebenszeit bietet uns fortwährend neue Möglichkeiten, noch nie dagewesene Beziehungen zu anderen und zur Umwelt einzugehen. Die Selbstentfaltung des Menschen ist eine Geschichte, deren Ende offen bleibt.

Unsere beständige Formwerdung ruft Freude hervor – und ebenso Unsicherheit und Angst. Wenn wir es mit der Angst zu tun bekommen, versuchen viele von uns, ihre Erregung durch Zurückhalten und durch Festhalten am Bestehenden zu bewahren. Sie ziehen sich lieber zusammen und verkrampfen sich, als daß sie sich zur Selbsterweiterung entschieden. Wir errichten philosophische Systeme, wir stellen Dogmen auf und entwerfen alle möglichen Bilderwelten, die uns in dem Gefühl bestärken, wir hätten eine immerwährende Identität. Dies gelingt ihnen, indem sie uns in Schablonen pressen. Wenn wir jedoch versuchen, uns in Systeme einzupassen und wenn diese Systematisierung nicht lebensnotwendig ist, empfinden wir Scham und Schuldgefühle – wir fühlen uns schuldig, weil wir vor der Möglichkeit zurückscheuen, uns als einzigartige Menschen zu gestalten.

Wir stehen zwischen unserer Weiterentwicklung und unseren Versuchen, das In-Gang-Gekommene anzuhalten. Wir befinden uns zwischen dem Wunsch, die Gegebenheiten zu verfestigen, und der Bereitschaft, das Alte sich auflösen zu lassen, während sich das Neue bildet. Wir sind ausgespannt zwischen Selbsterhaltung und Selbstgestaltung, zwischen der Bewahrung des Status quo und der Reise ins Ungewisse.

Wenn wir alte Muster in Frage stellen – feste Rollenbilder, chronisch starre Reaktionen unserer Muskulatur, überholte Gefühle – erleben wir hier und jetzt die Schmerzen unserer gelebten Vergangenheit. Wir stehen auch einer ungewissen Zukunft gegenüber. Und wenn wir unfähig sind, unsere Kraft in den ungebahnten Verlauf der Neugestaltung zu investieren, ziehen wir uns in die abstumpfende Sicherheit des Vertrauten zurück.

Evolution ist E-motion des Lebendigen. Wir erleben in dieser Zeit, wie unsere Kulturformen allmählich Neuem weichen. Wir wachsen allmählich aus den Stereotypen heraus. Angesichts der Demontage des Alten und der Ungewißheit des Neuen geraten viele in Bedrängnis und Panik; nur wenige finden es aufregend und sind voll freudiger Erwartung.

Wer in Panik gerät, hat es versäumt, sich mit seiner Selbstformung, mit den Empfindungen und dem Pulsieren seines Körpers in eins zu setzen. Wir haben die Vorstellungen übernommen, die die anderen von uns haben; wir haben beschlossen, uns von unserer Erregung abzutrennen – vielleicht aus einem Mangel an Körperkontakt, vielleicht aus Verzweiflung darüber, daß wir überhaupt Gefühle haben. Wenn wir mit unserem Schmerz und unserer Hilflosigkeit leben und durch sie hindurchgehen, fällt es uns leichter, unseren Körper auch weiterhin zu bewohnen, und es bringt uns mit dem in Berührung, was unserem Leib, und nicht nur unserem Geist, Befriedigung schenkt. Wenn wir genießen können, wie unser Körper Gestalt wird, entdecken wir unsere eigene Identität.

Die Rolle der Rolle

Wir verlangen von unseren Kindern ziemlich früh, herauszufinden, wer sie sind. Dies geschieht mindestens auf drei Wegen.

Erstens erwarten wir von Anfang an, das Kind solle sich eine gewisse Selbstbeherrschung aneignen. »Heul' nicht.« »Finger weg.« »Mach' bloß nicht in die Hose.« »Mach' kein solches Theater.« Das beherrschte Kind wird angehalten, bestimmte Rollen zu übernehmen: den braven Jungen zu spielen, das brave Mädchen, das folgsame Kind, das aufgeweckte, das hilfsbereite Kind. Das Kind, das eine gesellschaftliche Rolle übernimmt, lernt, anstelle der Eltern sein eigener Kritiker zu sein. »Heute war ich nicht gut; ich hab' mein Ziel nicht erreicht.«

Zweitens fordern wir vom Heranwachsenden, er solle sich eine berufliche Rolle wählen. »Was für eine Schulbildung haben

Sie?« »Was für einer Arbeit gehen Sie nach?« »Wieviel verdienen Sie maximal?«

Und schließlich wollen wir noch, daß jeder Mensch eine biologische oder geschlechtliche Rolle spiele; er soll sich mit einer bestimmten Vorstellung davon identifizieren, was eine Frau oder ein Mann sei: Mutter, Vater, Ehefrau, Ehemann. Wir haben es hier mit kulturspezifischen Rollen zu tun, die die Identität des sogenannten zivilisierten Menschen bilden. Jeder soll auf die eine oder andere Weise so bald wie möglich eine passende Nische im Leben finden. Ich habe intuitive Fähigkeiten, also schlage ich eine künstlerische Laufbahn ein. Ich bin technisch begabt, also werde ich Techniker. In jedem Fall lastet ein unerhörter Druck auf mir, ein Gefüge von Haltungen zu entwickeln, an denen man mich erkennen kann. Ein Gefüge von Haltungen entwickeln heißt nicht nur, ein System von Meinungen über meine Eigenart aufzubauen, sondern auch eine Reihe von Handlungsmustern zu schaffen, durch die ich diese Meinungen in die Tat umsetze.

Eine Rolle dient zwei Zwecken: einmal gibt sie mir eine Form – eine Art Identität, durch die mich die Welt einordnen und beurteilen kann. Zum andern gibt sie mir ein Gefühl innerer Beständigkeit und Selbst-Erkennung, nach dem ich mich richten kann. Ich verringere meine Angst vor dem Unbekannten dadurch, daß ich gewisse festumrissene Gefühle und Vorstellungen zu verewigen suche. Wenn meine Rolle ins Wanken gerät, weiß ich nicht mehr, wohin. Ich weiß nicht mehr, wer ich bin. Ich bin aus dem Gleichschritt der Übereinkunft ausgeschert.

Die meisten Menschen bejahen festgelegte Rollen, damit sie eine Identität besitzen, die sowohl das innere Gefühl, mit sich selbst übereinzustimmen, als auch einen äußerlichen Anhaltspunkt für die anderen vermittelt. Ich nehme eine festgelegte Identität an und sterbe, während ich sie mit meinem Leben erfülle. Ich fange einmal damit an, ein gebilligtes Muster zu leben, und klammere mich daran für den Rest meines Lebens. Die einzige Abwechslung besteht darin, daß ich erst jung, dann in mittleren Jahren und schließlich alt bin. In meiner Jugend und im mittleren Alter tue ich, was man von mir erwartet. Im Alter geht es dann abwärts mit mir. Wie alt wir auch sein mögen, wir fürchten uns alle davor, nutzlos zu sein, keine nützliche Rolle zu haben, keine sinnvolle Identität, die wir aufrechterhalten können. Wenn ich also meine Rolle wähle, fühle ich mich an sie gebunden, weil ich befürchte, ohne sie die Verbindung mit mir und anderen zu verlieren.

Die wichtigste Alternative zu den Stereotypen unseres westlichen Kulturkreises war schon immer die Weisheit des Ostens, die Persönlichkeit sei nichts als Einbildung, unsere Unterschiedenheit vom Kosmos, unsere Besonderheit, sei nur Täuschung, und jeder sei alles. Wie die Tradition des Westens, so hat auch die des Ostens den Menschen als Wegweiser durch das Leben gedient. Der Weg des Ostens hat aber letzten Endes nicht mehr Anstoß zur Weiterentwicklung gegeben als der des Westens. Denn wie kann man jemand Besonderer werden, wenn man schon alles ist?

Meine Aussage lautet, ich habe keine feste Rolle, aber ich bin auch nicht alles auf der Welt. Ich brauche nichts Bestimmtes zu sein, und ich brauche nicht alles zu sein. Ich gestalte immerzu das, was mich formt, was mir eine Identität verleiht, und drücke es aus.

Mein formbildender Prozeß enthüllt sich in allen Charakteren, all den unterschiedlichen leiblichen und seelischen Seinszuständen, die als mein Selbst in Erscheinung treten. Ich kann mich mit jedem beliebigen Aspekt meines Prozesses identifizieren und ihn ausleben. Ich kann mich auch mit verschiedenen Aspekten gleichzeitig – oder nacheinander, so wie sie sich entfalten, identifizieren. Jede Manifestation meines Prozesses hat ihre eigene Lebensdauer, sie entsteht und vergeht. Es gibt alte Äußerungen meiner selbst, und es gibt neue Äußerungen meiner selbst. Manche sind von Dauer und manche sind kurzlebig.

Ich bin beständig und unbeständig. Ich höre nie auf, zu gestalten, selbst wenn ich mich dagegen entscheide. Wenn ich von dem Wunsch besessen bin, ewig jung zu bleiben, entscheide ich mich vielleicht dafür, ein ewiger Jüngling zu sein. Ich wähle die Jugendlichkeit und werde demgemäß ein junggebliebener alter Narr oder ein närrischer alter Knabe. So sagt meine Selbstgestaltung, wer ich bin.

Vor einer Reihe von Jahren kam ich zu der Erkenntnis, daß die Rollen, die ich mir im Laufe meines Lebens zu eigen gemacht hatte, in meiner Muskulatur Fleisch geworden waren. Ich begriff, daß ich mich zusammengezogen hatte, um ein braver Junge zu sein. Um aufgeweckt zu sein, hatte ich mir Zwang angetan. Um als angenehm unaufdringlich zu gelten, mußte ich Unaufdringlichkeit in ein Handlungsmuster übersetzen. Unannehmbare Gefühle wie Wut, Angst, Zärtlichkeit, Neid und Lebensfreude hatte ich verstecken gelernt, indem ich sie durch eine angespannte Muskulatur zudeckte, die mich am Ausatmen hinderte und meinen Hals starr machte. Ich spannte die Muskeln meiner Gliedmaßen, des Zwerchfells, des Gehirns, des Herzens und der Verdauungsorgane an und schuf so ein annehmbares Selbst.

Die Rollen, die ich einnahm, formten meine Gefühle. Ich mußte ja schließlich, um ein netter ruhiger Junge zu sein, Schreien und Singen unterdrücken, wenn ich aufgeregt und zum Lärmen aufgelegt war. »Brav sein« bedeutete, meine Antriebe zu zügeln, wenn sie für andere Menschen eine Bedrohung darstellten. So opferte ich einen Teil meiner Lebendigkeit, während ich die Rolle des braven Jungen ausgestaltete. Nun wußte ich nicht mehr mit jeder Faser meines Leibes, daß es das Gefühl der Lebendigkeit gab. Mein Körper hatte sein Wissen um diese Gefühle aufgegeben. Sie verblaßten so weit, daß ich mich kaum noch an sie erinnern konnte.

Als ich soweit war, meine rollenhafte Ordentlichkeit und Fügsamkeit in Frage zu stellen, war ich auch schon daraufgekommen, daß sie nicht nur gesellschaftlich determiniert waren, sondern daß ich selbst entschieden hatte, sie zu verkörpern. Ich nahm Bedingungen hin, die mein eigenes Schwingen, mein

71

Lebensgefühl verminderten. Und als ich meine Muskelver-krampfungen allmählich löste, als ich zuließ, daß die körperli-chen Rollenmuster zusammenbrachen, spürte ich wieder, wie erregend es war, widerspenstig zu sein, mich aufzulehnen und nicht gefällig sein zu wollen. Ich empfand das Strömen wieder, wenn ich Lärm machte und mich frei, sinnlich und sexuell lebendig fühlte. Ich fing sogar wieder an, zu singen.

Ich bewohnte mein körperliches Selbst immer mehr. Und je ausgiebiger ich in meinem Körper wohnte, desto stärker fühlte ich meine Bereitschaft, mein eigenes Bild von mir zu verwirkli-chen.

Rollen haben insofern etwas Gutes, als sie kollektives Verhal-ten regeln. Es gibt keine Familie, keine Ackerbau betreibende Gemeinschaft, keine Industrienation ohne die Entwicklung von Rollen. Rollen werden nachgeahmt. Das Selbstbild jedoch erwächst aus dem individuellen Leben. Die Unverwechselbar-keit unseres Lebens ruft das einzelne Selbstbild ins Leben. Jedes Selbstbild spiegelt die Einzigartigkeit der Selbstgestal-tung wider.

Das unbeeinträchtigte Selbstbild

Die Art und Weise, wie ein Kind sich erlebt, schenkt ihm seine Identität und erzeugt sein Selbstbild. Diese Selbsterfahrung wird durch die ausgesprochenen und unausgesprochenen Botschaften aus seiner Umgebung stark beeinflußt. Die Um-welt teilt sich dem Kind mit und hilft ihm dadurch, festzulegen, wer es ist und wie die Welt ist, in der es sich befindet. Ein Kind zum Beispiel, das in den Asphalt und Beton einer Großstadt hineingeboren wurde, wird die Natur als etwas Fremdes erleben, weil sich ihm die Muster seiner künstlichen Umgebung eingeprägt haben. Und es wird sich mit der Zivilisation identifizieren, als sei sie etwas ganz Natürliches. Ein Kind, das auf dem Land aufwächst, erlebt die Stadt als fremd. Seine Natur ist nicht Menschenwerk. Ein Kind in Tibet erwirbt eine bestimmte Identität, ein Kind New Yorks eine andere. Das Kind im tibetischen Hochland ist dem Himmel nah und findet darin sein Wesen, während sich das Kind New Yorks damit identifiziert, daß es so gerissen ist und sich im Großstadtdschungel durchzuschlagen weiß.

Wenn man jemanden mit der Hand berührt – um ihn zu stoßen, ihm weh zu tun, um ihm Entspannung zu vermitteln, ihn zu besänftigen, ihm Liebe zu schenken – überträgt man Erfahrung. Das eigene Selbst und das des anderen Menschen geraten miteinander in Schwingung, und man überträgt die Bewegtheit des eigenen Erlebens, was die Identität des anderen formen hilft. Das Unheil, das wir bei der Erziehung unserer Kinder oft anrichten, ist nicht nur eine Folge dessen, was wir dem Kind sagen, es rührt auch daher, daß wir das Kind schlecht behandeln. Wir sagen vielleicht »Ich hab' dich lieb«, übermitteln aber ein ganz anderes Gefühl, wenn wir es mit gefühllosen Händen und einem unnachgiebigen, abweisenden Körper sagen. Das Kind spürt dann: »Sie lieben mich gar nicht. Mit mir stimmt etwas nicht.« Das ist der Anfang der Rolle des Opfers, das andern die Schuld zuschiebt; die Rolle des geliebten Menschen entsteht gar nicht erst.

Wenn ein Kind heranwächst, wird seine Struktur von Menschen beeinflußt, die mehr Erfahrung und mehr Energie haben und Menschen, die weniger energiegeladen sind, wirken anders auf es ein. So wird Erfahrung weitergegeben. Manchmal wird sie als Befehl tradiert: »Faß das nicht an!« oder »So mußt du es anfassen!« Noch häufiger wird die Identität durch Gefühle geformt. Die Traurigkeit des Vaters lehrt das Kind, daß die Welt voller Unglück ist. Die Angst der Mutter lehrt es, die Welt sei gefährlich oder zumindest unsicher. Der Vater sagt ohne Worte: »Versuch' nicht, schlauer als dein Vater zu sein!«; und so macht es sich zu eigen, dümmer als Papa zu sein, oder es wird sein Bewunderer, oder – indem er sich auflehnt – ein Besserwisser.

Das Vorbild der Erwachsenen bestimmt, ob die Erregung des Kindes gesteigert oder niedergehalten wird. Der Erwachsene verstärkt die Art, wie das Kind sich selbst erlebt; dadurch fördert oder behindert er die Entwicklung des Selbst. Ein Erwachsener, der mit der Erregung des Kindes mitschwingt, vergrößert sie ihm und hilft ihm, ein Selbstbild zu formen. Ein Erwachsener, der ein Kind wie ein wildes Tier behandelt, das man zähmen und abrichten muß, verkrüppelt es in seiner Erregbarkeit. Wenn ein Kind seinen Schwung bremsen muß, um Anerkennung zu finden, wird es jemand, der andere braucht, um zu wissen, wer er ist. Das Abtöten seiner selbst ist das Vorspiel zu der Fügsamkeit, mit der es Rollen übernimmt und sich anpaßt.

Ich habe von vielen Leuten gehört, ihre Eltern seien unzugänglich gewesen, und sie selbst hätten sich dadurch im Stich gelassen gefühlt; oder, ihre Eltern seien nie für sie da gewesen, und sie selbst wären sich infolgedessen unerwünscht vorgekommen. Diese Menschen haben als Kinder über den Körper ihrer Eltern ihre Rollen gelernt. Unsere liebevollen Regungen und unsere Vorstellungen verlieren ihren Schwung, wenn sie bei unseren Respektspersonen ein negatives Echo oder überhaupt keinen Widerhall finden. Manchmal macht ihre Mißbilligung unsere Lebhaftigkeit nur um so beharrlicher; meistens jedoch entwickelt sich in uns eine Angst, uns nach dem Bilde dessen zu formen, der wir sind, vor allem, wenn das Nein der Respektspersonen keine andere Möglichkeit duldet.

Nirgendwo, weder im Westen noch im Osten, sagen uns die Mächtigen: »Ihr könnt Euch mit Eurem Pulsieren, Eurem Strömen und Euren Gefühlen identifizieren.« Manche Autoritäten sagen sogar, daß es so etwas gibt, aber daß wir diesen Dingen nicht trauen und uns schon gar nicht mit ihnen identifizieren sollten. Trotzdem bin ich der vollen Überzeugung, daß ein Mensch, der sein Körpergeschehen leugnet, die einzige Identität verwirft, die er auf Dauer haben kann. Der gelebte Leib, der fühlt und träumt, bildet immerzu Vorstellungen. Wenn wir alle Rollen beiseite lassen – den Doktor, den

Rechtsanwalt, den Indianerhäuptling – schenkt uns unsere lebendige Erfahrung eine persönliche Schau unserer Beständigkeit und Verbundenheit. Dies ist unser Bild des Lebens. Durch das Einswerden mit ihm und die ununterbrochene Verbindung mit unserem leiblichen Erleben als der Quelle unseres Selbstbezugs entwickeln wir Gewißheit, Gesundheit, Vertrauen in die Gestaltung unseres Lebens und Freude an ihr.

Selbstgestaltung durch Verleugnung

Die Selbstgestaltung kann sich in chronischen Muskelverspannungen äußern, die meistens sowohl die Gedanken und Gefühle als auch die Anmut der körperlichen Erscheinung verunstalten. Wenn ich meinen Brustkorb dauernd verenge, fühle ich mich lieblos und nicht liebenswürdig; ich bin der Meinung, das Leben habe mich stiefmütterlich behandelt und links liegen gelassen. Wenn ich meine Tränen ständig zurückhalte und meine geballten Fäuste in die Tasche stecke, um nicht zuschlagen zu können, schmore ich in meinem unausgedrückten Ärger, und über meine zusammengekniffenen Lippen lasse ich die Meinung laut werden, des Menschen größter Feind sei doch der Mensch.

Sein Selbst zusammenziehen heißt, sein Bezugssystem einschränken. Versuchen Sie es selbst: Machen Sie die Augen zu und den Hals steif. Halten Sie die Luft an und ziehen Sie die Schultern nach vorne zusammen. Spüren Sie nun dem nach, was sich in Ihrem Inneren tut. Erleben Sie Ihren Lebensraum. Welches Bild von der Welt entsteht vor Ihren Augen? Ziehen Sie sich jetzt noch einmal zusammen und geben Sie einen Laut von sich. Horchen Sie auf Ihren gepreßten Laut. Lassen Sie dann – die Augen immer noch geschlossen – wieder locker. Was geschieht mit dem Laut, den Sie von sich geben? Machen Sie die Augen auf und begrüßen Sie die Welt. Wenn man verspannte Muskeln lockert, darf die Welt ein anderes Gesicht zeigen.

Eine Muskelverspannung hat insofern ihr Gutes, als sie vorübergehend der persönlichen Abwehr dienen kann. Wenn wir uns zusammenziehen, drücken wir damit körperlich unser *Nein* zu einer vollständigen Beziehung mit uns selbst und mit anderen aus. Wir machen uns fest, damit uns niemand weh tun kann. Wir scheuen vor körperlicher Verletzung zurück, ob nun die Gefahr von außen droht oder der Triebkraft unserer eigenen Gefühle und Bedürfnisse entstammt. Wenn wir das eigene Selbst einengen, vermindern wir unsere Empfindungen. Wenn wir uns selbst einschränken, schränken wir auch unsere Schmerzempfindung – und unsere Lustempfindung – ein.

Ein Kind riskiert sein Leben, wenn es auf die ausgesprochenen oder angedeuteten Verbote seiner Eltern nicht reagiert oder nicht reagieren kann. Wenn es für das Kind gefährlich zu werden beginnt, dient es seiner Selbsterhaltung, dem »Nein!« seiner Eltern zu folgen. Wenn seine Eltern ihr *Nein* jedoch so willkürlich einsetzen, daß die Behinderung zur Abrichtung wird, gibt es einen Willenskonflikt. Das Kind hat auch ein *Nein*. Und wenn das *Nein* der Eltern das des Kindes immer wieder überwältigt, fühlt sich das Kind mit der Zeit vergewaltigt. Es entwickelt langsam das Bild einer feindseligen Welt: einer Welt, in der jede Bewegung die falsche sein kann, einer Welt, in der die Neugier zur Katastrophe führt.

Wenn ein Kind *nein* sagt, meint es das auch. *Nein* ist eine Äußerung des Bei-sich-Seins. Wenn ein heranwachsender Mensch keine Gelegenheit hat, sein *Nein* zu achten und einzusetzen, wird er geschwächt. Und wenn die Eltern ihr *Nein* mißbrauchen, fällt es dem Kind sehr schwer, sein *Nein* äußern zu lernen, ohne es wie seine Vorbilder zu mißbrauchen. Jeder Vater und jede Mutter, die nicht von ihrem *Nein* ablassen, weil sie ihrem Kind Disziplin beibringen oder es ständig beschützen wollen, mißachten das *Nein* des Kindes. Abgesehen davon, daß das Kind sein eigenes *Nein* geringschätzt, begegnet es dem überwältigenden *Nein* der Eltern entweder mit Achtlosigkeit oder mit Unterwerfung.

Wenn Sie Ihr gegenüber dem Kind geäußertes *Nein spüren,* wird es auf das Nein hören und es achten. Wenn das *Nein* jedoch zur Gewohnheit wird, wenn es Bestandteil einer strengen Kindererziehung ist, dämpft Ihr Geschimpfe die Erregung des Kindes und trägt zur Ausbildung einer trotzigen Haltung bei. Ein Kind, das regelmäßig zurechtgewiesen oder geohrfeigt wird, wenn es widerspricht, lernt seine Zähne zusammenbeißen, und dabei bleibt es, auch wenn es schon längst aus dem Haus ist.

Wir strapazieren unsere Fähigkeit, uns zusammenzuziehen, vor allem deshalb, weil es uns ein Gefühl der Macht gibt. Wenn wir uns einengen und unser Pulsieren verringern, stören wir unsere Selbstgestaltung. Wir bilden uns ein, wir hätten die Zeit angehalten und eine unverrückbare Wirklichkeit geschaffen. Wir glauben uns in dieser unverrückbaren Lage sicher. Und wir glauben, wir seien gerettet – wir hätten die Unsterblichkeit im Griff.

Das Festhalten muskulärer Verspannungen erzeugt dadurch Empfindungen von Dauer, daß der Stoffwechsel erschwert ist. Wenn man sich steif macht, verengt man den Strom der eigenen Gegenwart; man verlangsamt den Pulsschlag des eigenen Lebens und bildet sich ein, die Zeit lasse sich strecken – man stellt sich eine Dauer vor, zum Beispiel als Vergangenheit oder Zukunft. Aber keine Gegenwart. Man vermeidet auf jeden Fall die gegenwärtige Erfahrung, die Gegenwärtigkeit.

Dieser Zustand des Dauerns verdrängt das Gefühl für die Wahrheit dessen, wie das Leben kommt und geht, Form annimmt und wieder aufgibt, geboren wird und stirbt. Es ist absurd. Die meisten Menschen beschäftigen sich so hingebungsvoll damit, ihr gegenwärtiges Leben unsterblich zu machen, daß sie unmöglich an ein Leben nach dem Tode glauben können, das sich von diesem Leben grundsätzlich unterscheidet. Sie können und wollen sich nicht gestatten, sich eine neue Form von Leben vorzustellen. Sie verkrampfen ihren Körper und entstellen dadurch ihre Wahrnehmungen – ihre eigenen Gefühle und Vorstellungen von den vielen Möglichkeiten, lebendig zu sein.

Unsere westliche Zivilisation hat uns gelehrt, den Mißbrauch unserer Fähigkeit zur Hemmung zu kultivieren. Gleichförmige Haltungen werden gefördert und bewußt verewigt. Denken Sie nur daran, wie wir lernen, Gesichter zu machen, um unsere

Gefühle zu verbergen. Bedenken Sie, wie wir Brust und Bauch einsetzen, um nicht zu weinen, und wie wir alles daransetzen, unseren Schmerz in den Kopf zu pressen, wo wir ihn so wirksam bemänteln können. Jahrhundertelang drillen wir uns nun schon in allen möglichen Techniken der gewaltsamen Einengung. Und dabei haben wir unsere Leidenschaftlichkeit und unser natürliches Einfühlungsvermögen erstickt. Wir haben unser emotionales Selbst eingezwängt.

Die liebevollen, zärtlichen und verlangenden Gefühle, die aus dem Herzen kommen, sind ureigenster Ausdruck unseres vibrierenden, pochenden Strömens. Wenn wir unser Strömen derart eindämmen, daß die Gefühle unseres Herzens zusammenschrumpfen, werden wir zu Kreaturen, die auf die Lebendigkeit ihres Selbst oder ihrer Umwelt nicht mit Gefühlen antworten können. So ist es. Nachdem wir uns durch Dressur zu Gefühlswüsten gemacht haben, verwüsten wir nun auch unseren Planeten.

Das Einengen des eigenen Selbst

Sobald ein Zusammenziehen nicht mehr der Selbsterhaltung dient und über den Augenblick seiner Nützlichkeit hinaus andauert, wird es zu einem negativen Faktor. Chronische Muskelverspannungen, ob kulturbedingt oder selbstverschuldet, bringen das Selbst zu Fall, weil sie es übermäßig panzern und absondern. Wenn wir eine verspannte Haltung beibehalten, trennen wir uns nicht nur von der Welt um uns herum ab, sondern auch von Teilen unseres eigenen Wesens. Die Ironie liegt darin, daß wir einen Teil unseres Lebens verleugnen, um der Gefahr aus dem Weg zu gehen und uns vor dem sicheren Tod zu retten.

Irgendwann hat jeder von uns Teile seiner selbst geopfert, damit das, was von ihm übrig bleibt, leben kann. Zum Beispiel: (1) Der Mann mit dem eingezogenen Brustkorb und den vorgewölbten Schultern. Wie der Glöckner von Notre-Dame hat er den Kopf vorgestreckt. Drückt er etwas anderes als Selbstverleugnung aus? Er ist keineswegs von seinem Aufrechtsein durchdrungen, sondern scheint vielmehr niedergeschmettert. Er hat Angst vor Erregung – Angst davor, er könnte unter ihre Herrschaft geraten, wenn er nicht die Oberhand behält.

(2) Die Frau, die ihr Becken wie ein geprügelter Hund hält, der den Schwanz einzieht. Die Beine preßt sie fest zusammen; ihre Scham ist darin versteckt. Die untere Hälfte ihres Körpers klemmt sie ein und schiebt sie zugleich vor; die obere Hälfte ist nach hinten geneigt, als weiche sie vor etwas Ekelhaftem zurück. Sie. nimmt nichts an, und sie gibt nichts her. Sie hat Angst vor der Er-füllung und vor der Ent-leerung. »Mach', daß ich mich öffne«, sagt sie, »du bringst es doch nicht fertig.«

Wenn mich jemand konsultiert, der einen krummen Rücken oder einen eingezogenen Schwanz hat, versuchen wir gemeinsam, herauszufinden, wer er geworden ist. Ich versuche auch, ihn oder sie zu folgenden Fragen an sich selbst zu bewegen: »Was mache ich da eigentlich immerzu? Was lasse ich nicht leben? Und wie fühlt sich das an – daß ich es nicht leben lasse? Habe ich Angst davor, was passiert, wenn ich meine Schultern loslasse?« Und jedesmal gelangen wir zu der erstaunlichen Entdeckung, daß der oder die Betreffende Angst vor der Freiheit hat, auf etwas oder jemanden einzugehen. »Wenn ich meine Schultern lockere, könnte es mir passieren, daß ich meinem Vater die Wut zeige, die ich ihm gegenüber empfinde. Ich würde ihn vielleicht sogar schlagen, und das wäre nicht richtig, denn ich würde so werden, wie wir es beide nicht wollen. Ich opfere also besser weiterhin meinen Drang, zuzuschlagen.«

Wir wählen selbst, wie wir leiden wollen. An der Stelle, wo unser Leiden sitzt, gehen wir mit unserer aufgestauten Erregung schlecht um.

Ich erinnere mich an die Behandlung einer Frau mit multipler Sklerose. Eines Tages schoß eine Welle von Empfindungen durch ihre Beine, und sie sagte ganz ohne nachzudenken: »Wissen Sie, warum ich mich zum Krüppel gemacht habe? Weil meine Mutter nie da war, wenn ich zu ihr wollte.« Ihre Entscheidung mag unbewußt gefallen sein, aber dennoch *traf sie diese Wahl,* nicht mehr gehen zu können. Sie sagte *Nein* zu ihrem expansiven Bewegungsdrang.

Ungünstige Umwelteinflüsse wirkten für die sich entwickelnden Erregungsmuster dieser Frau als Dämpfer und trugen zu ihrer Entscheidung bei, wieder auf eine kindliche Stufe zurückzukehren und es sich danach immer schlechter gehen zu lassen. Später im Leben, als der Drang nach Erweiterung wieder in ihr aufstieg, hielten ihre Beine sie davon ab, »sich gehen zu lassen«.

Und doch war sie höchst lebendig. Alle depressiven Menschen sind lebendig; ihre Lebendigkeit ist ihnen unerträglich. Es kommen so viele Leute zu mir, die ihr gegenwärtiges Leben nicht ertragen können, und trotzdem nach mehr Leben, mehr Erregung verlangen. Was für ein Widersinn!

Mehr Selbst bewahren

Wir bemerken vielleicht, daß unsere Verspanntheit unangenehm ist. Solange wir jedoch nicht wissen, wie wir uns enthalten können, ohne unbeweglich zu sein, stecken wir im starren Gehäuse unserer Selbst-Bewahrung.

Die Kunst, unser leibliches Leben zu leben, besteht darin, fortwährend neue Gehäuse zu schaffen und neue Formen zu entfalten. Wenn unsere Grenzen uns auf Dauer einschränken, gleichen wir einer Insel. Wenn unsere Grenzen schwach entwickelt sind, sind wir ständig beschäftigt, um zu verhindern, daß wir auseinanderfallen.

Uns selbst bewahren heißt, unser Leben in die Hand zu nehmen, ohne es tot zu drücken. Zeichen der Selbst-Bewahrung, Selbst-Enthaltung, sind Gefühlsreichtum und sowohl vertiefte als auch gereifte Selbst-Erfahrung. Denken Sie an den vollen Magen oder ein gefühlvolles Herz. Wo hört die Zurückhaltung auf, und wo fängt die Selbstverleugnung an? Denken Sie an eine überdehnte Blase oder eine übervolle Mutterbrust. Wenn wir kurz davor stehen, uns auszudrücken, wenn wir den Erregungsgipfel unseres formbildenden Prozesses erreichen, halten wir uns zurück. Wir lassen den nächsten Schritt nicht zu. Wir geben unseren »Selbst-Behälter«, unser Gehäuse, nicht auf. Wir versteifen uns, wir wehren uns. Wir erleben dieses Verhindern des natürlichen Ausdrucks unserer gesammelten Kräfte als Zweifel und Schmerz. Und wenn wir uns weiterhin zurückhalten, ver-halten, erleben wir, wie unsere Gefühle und unsere Erregung immer schwächer werden. Wir bedrücken uns selbst zu Tode.

Mein Leben lang ziehe ich kurzzeitig Grenzen. Ich setze meinem Selbst vorübergehend Schranken. Ein steifer Hals kann die Grenze darstellen, die mein augenblickliches Gefühl ausdrückt: »Komm mir nicht zu nahe; ich fühl' mich gerade nicht wohl.« Ohne Abwehr kann ich nicht lebendig sein. Es ist mir unmöglich, mich auf Wechselseitigkeit einzulassen, ohne mich mehr oder weniger zu hemmen und zu beschränken. Leben tut einfach manchmal weh. Die wechselseitigen Beziehungen zwischen mir und der Welt führen eben dazu, daß ich meine Schutzwälle aufrichte. Wenn ich meine persönlichen Unzulänglichkeiten erfahre und bearbeite, so hinterläßt das unweigerlich seine Spuren. Jede Hemmung formt meinen Charakter wie einen Baum, der durch Wind und Wetter knorrig wird.

Ich möchte aber meine Grenzen auch aufmachen; ich möchte meine Unzulänglichkeiten von gestern hinter mir lassen. Für das Leben offen sein heißt für mich, meine Bereitschaft fühlen, immer wieder neue Erfahrungen zu machen. Und so komme ich auch immer wieder zu der ausgesprochenen oder stummen Frage an mich selbst zurück, wieviel ich erleben will und kann. Manchmal merke ich, daß ich den Schlüssel nicht mehr finden kann, der meine alten Grenzen aufschließt; und ich bitte einen

Schlosser, mir zu helfen – entweder einen neuen Schlüssel zu machen oder das Schloß aufzubrechen.

Aber selbst wenn mir ein Schlosser hilft, ist es nicht damit getan, daß ich mich aufschließe. Es genügt nicht, daß ich einfach nur aufhöre, mich selbst zu verleugnen. Ich muß auch lernen, wie ich mich selbst bejahen kann. Das ist kein Verstandeslernen; dieses Lernen geschieht in allen Geweben und Organen meines Körpers, in jeder Faser meines Fleisches. Ich lerne mit meinem Körper, vor Erregung zu schwellen, mein Strömen und meine Gefühle, meine Gedanken und meine Wahrnehmungen zu sammeln, in mir zu halten, zu bewahren. Und das verleiht meinem Leben seine Stoßkraft.

Der Entschluß, den Boden unter den eigenen Füßen zu gestalten

Der folgende Text ist die Abschrift einer Tonbandaufnahme, die während eines Wochenendseminars für Angehörige der helfenden Berufe, also in einer Situation der Ausbildung, gemacht wurde. Die Teilnehmer äußerten ihre Meinungen, und wir versuchten ausdrücklich, Theorie und Praxis miteinander zu verflechten und aufzuzeigen, wie das Selbst sich wahrnehmen und korrigieren lernt, wobei es seine Illusionen erlebt und allmählich mehr in der Gegenwart lebt.

Wenn jemand zu mir kommt, der Hilfe braucht, sei es einzeln oder in der Gruppe, fordere ich ihn oder sie gewöhnlich auf, sich teilweise auszuziehen, damit wir beide soviel von seinem bzw. ihrem Körper sehen können, wie ohne Eingriff in seinen bzw. ihren Intimbereich möglich ist. Meistens kommen die Klienten mit einem Lebensproblem, und wir versuchen, ihre besondere Lebenssituation mit der Gestalt und der Bewegung ihres Körpers in Verbindung zu bringen. Bei unserem Ausbildungsseminar stellte sich Fred zur Verfügung, damit wir ihn diagnostizieren konnten – um zu sehen, ob wir aus seiner körperlichen Haltung ableiten könnten, welche Schwierigkeiten er hatte. Dabei verwandelte sich unser diagnostisches Vorgehen in einen Heilungsprozeß.

Fred war groß, grobknochig, und er hielt sich ganz steif. Er sah aus wie ein Junge, der Bodybuilding betrieben hatte, um einen Mann aus sich zu machen, wie ein Junge, der größer und härter zu scheinen versuchte, als er wirklich war. Sein Gesichtsausdruck war wie der einer Statue – maskenhaft, steinern, verschlossen. Er schwankte auf seinen Füßen wie ein Flaggenmast im Wind, war befangen und »stand sich nicht gut« mit seinem Boden. Für mich zeigte er drei bezeichnende Merkmale: seine Jungenhaftigkeit, seine Aufgeblasenheit und seine Steifheit. Ich war neugierig, herauszufinden, wie diese körperlichen Eigenschaften die Lebenslagen vorzeichneten, in die er sich brachte.

Stanley: Die erste Frage, die ich mir stelle, lautet: Wie ist dieser Mensch geerdet? Welche Beziehung hat er zur Erde? Wie ist diese Verbindung beschaffen? Wie kraftvoll wirkt dieser Mensch, wenn er hier so steht? Ist er unlebendig? Ist er lebhaft?

Welche Gestalt hat er körperlich und emotional? Wie hat er sich verkörpert? Wie bewohnt er sein Fleisch und Blut? Was versucht sein Körper zu sagen? Welche Gefühle vermittelt er Euch? Was für eine Lebensaussage scheint er euch zu machen?

Teilnehmer: Ich sehe mehr Lebendigkeit um den Kopf herum als um die Füße und Beine. Ich sehe einen Eierkopf.

Stanley: Okay, was für ein Gefühl kommt bei dieser Eierkopf-Vorstellung? Um welches Kerngefühl ist dieser Mensch aufgebaut? Steht die Hoffnung im Mittelpunkt? Oder die Verzweiflung?

Teilnehmer: . . . Distanziertheit.

Stanley: Daraufhin würde ich ihn fragen: Was sagt dieser verdrießliche Ausdruck? Und in welcher Beziehung steht die Verdrießlichkeit zum Eierkopf, zur Verkopftheit? Warum grübelt er? Was ist los mit ihm? Ich erlebe *sein* In-der-Welt-Sein, und das Gefühl, das er mir vermittelt, hilft mir, ihn allmählich zu verstehen. Seine Verdrießlichkeit sagt mir, wie er geerdet ist, und sie gibt mir einen Hinweis darauf, warum er nicht mehr Boden unter seinen Füßen haben will – warum er soviel im Kopf ist.

Teilnehmer: Könntest du nochmal erklären, wie er für dich verstehbar wird?

Stanley: Seine Verdrießlichkeit läßt mich Enttäuschung spüren. Irgendwann im Leben hat er etwas Wesentliches nicht bekommen, das er gebraucht hätte. Wir müssen herausfinden, was in ihm unerfüllt geblieben ist. Jetzt drückt er stumm seine

Forderung aus. Heißt sie »Faß' mich an«? Oder »Halt' mich«? Wie lautet sie? Mit der Verdrießlichkeit geht eine Art von Zurückhaltung, Resignation und Sich-Zurück-Ziehen einher, die eine körperliche Undurchdringlichkeit und ein Zurückweichen vor der Welt verursacht.

Er hat durchaus auch Lebenskraft. Das sieht man in seinen Augen. Der Mensch hat Kraft. Sein Körper ist nicht schwach; da ist schon Substanz. Da ist nichts Schwabbeliges. Vielleicht steht er deswegen auf schwachen Füßen, weil er zwischen dem Wunsch, sich mit uns auf lebendige Weise zu verbinden, und dem Versuch hängt, die mögliche Enttäuschung im Falle unserer Ablehnung zu vermeiden.

Er zieht die Schultern ein und krampft die Brust zusammen. Wie wirkt sich das auf seinen Lebensraum aus? Welches Gefühl kommt bei dieser Einengung heraus? Welche Gedanken entstehen aus dieser eingeschränkten Fähigkeit, sich zu weiten?

Teilnehmer: Wenn ich ihn mir so anschaue, fällt mir etwas Statuenhaftes auf.

Fred: Davon habe ich keine Ahnung. Ich stehe hier und versuche, gleichzeitig wirklich hier zu sein und zuzuhören.

Stanley: Okay, das glaub' ich dir, aber wie bist du da? Du siehst für mich aus, als würdest du in der Schulbank sitzen – gehorsam und unbeweglich.

Teilnehmer: Weißt du noch, Fred, gestern habe ich zu dir gesagt, ich kann mir gut vorstellen, daß du Schwierigkeiten hast, zu fühlen. Und trotzdem bist du so unglaublich aufmerksam. Dir fällt alles Mögliche auf, bei anderen Leuten. Du kriegst es immer am ehesten mit, und du liegst meistens richtig. Der Gegensatz frappiert mich.

Stanley: Wie drückt seine Körpergestalt das aus?

Teilnehmer: Er hat sich in sich selbst zurückgezogen. Er steht da wie ein Wachturm.

Teilnehmer: Sagt sein Körper, sich bewegen bedeutet, daß er für seine Umwelt weniger Aufmerksamkeit zur Verfügung hat?

Stanley: Oder sagt er, daß er befürchtet, sein Selbstgefühl zu verlieren, wenn er sich bewegt?

Teilnehmer: Sich bewegen heißt fühlen.

Stanley: Genau. Also bewegt er sich weniger. Er hebt sich vom Boden ab.

Gehen wir noch ein Stück weiter. Wie, glaubt ihr, trifft er Entscheidungen? Wie, glaubt ihr, nutzt er seine Freiheit, den Spielraum seiner Möglichkeiten?

Teilnehmer: Als du aufgestanden bist, Fred, hatte man den Eindruck, als würdest du zwischen Resignation und Trotz stecken, und daher kommt die Unbeweglichkeit. Du drückst weder das eine noch das andere wirklich aus.

Stanley: Das ist wichtig. Er lebt seine Ausweglosigkeit.

Teilnehmer: Fred, mir ist aufgefallen, daß deine Augen zurückweichen, wenn jemand mit dir redet. Du kneifst sie zusammen, als ob du hinter einer dicken Wand hervorspähen würdest.

Stanley: Okay, das Negative reicht jetzt. Ihr könnt einen Menschen nicht richtig einschätzen, wenn ihr bei dem bleibt, was nicht stimmt. Versucht doch mal zu sehen, was an ihm positiv ist.

Teilnehmer: Der Körper ist wohl proportioniert.

Stanley: Ist sein Geist wohl proportioniert?

Teilnehmer: Da ist Mut.

Stanley: Zeigt sich sein Mut auch in seinen Wahrnehmungen?

Teilnehmer: Ich sehe eine gewisse Redlichkeit.

Teilnehmer: Geradheit in den Augen.

Stanley: Ja, ich habe das Gefühl, dieser Mann hat wirklich klare Entscheidungen getroffen. Er hat beschlossen, aufrichtig zu sein, und diese Entscheidung drückt sich darin aus, daß er wie ein Wachturm dasteht und verdrießlich dreinschaut und es auch noch nicht einmal zu verbergen versucht.

Teilnehmer: Die richtige Zeichnung liegt wohl irgendwo zwischen Redlichkeit und Selbstgenügsamkeit. Er braucht sich von niemandem etwas geben zu lassen, um sein Leben führen zu können.

Fred: Als ich ein Teenager war, habe ich mir gesagt, es gibt zwei Möglichkeiten, groß und stark zu sein. Die eine war, alle anderen klein zu machen –

Stanley: Fred, hast du gemerkt, was für eine Miene du gerade gemacht hast?

Fred: – und ich hab beschlossen, daß es nicht richtig ist, wenn man versucht, alle andern klein zu machen.

Stanley: Geht was vorwärts?

Fred: Ich fühle mich nicht mehr resigniert. Ich empfinde mich als weicher, und ich spüre ein leichtes Zittern in meinem Körper. Ich hab das Gefühl, ich kämpfe nicht mehr mit mir selbst, um das anzuhören, was ihr sagt, ohne mich vor der Wucht eurer Worte zu ducken. Ich glaube, ich kann mich dem öffnen, obwohl es mir bestimmt weh tun wird.

Teilnehmer: Seine Augen sind weniger stechend.

Stanley: Wie fühlt sich das an, Fred, daß deine Augen nicht mehr so stechend sind? Wie erlebst du das?

Fred: In meinen Augen tut sich mehr, und mein Mund geht etwas weiter auf.

Stanley: Heißt das, daß du verletzlich bist?

Fred: Ich bin nicht so sicher... Ich spüre so etwas wie eine wohltuende Demütigung. Und dann schäme ich mich, weil ich sie genieße. In den Augen empfinde ich Stolz. Und Traurigkeit.

Stanley: Dein Gesicht sieht aus, als wolltest du sagen: »Tut mir nicht weh!«

Fred: Ich bin nicht sicher, was aus mir herauskommen wird. Ich will es und will es auch wieder nicht.

Teilnehmer: Ich höre etwas Märtyrerhaftes in seiner Stimme.

Stanley: Er erkennt seine Stärke eigentlich nicht richtig an. Ich würde sagen, er hat einen Teil von ihr geopfert, damit er sich vor der Möglichkeit, verletzt zu werden, schützen kann. Das ist der Wachturm und der stechende Blick seiner Augen.

Fred: Das wollte ich immer erreichen. Keine Angst zu haben.

Stanley: Versuch doch mal, auf die Matratze einzuschlagen. Setz deine Brustatmung mehr ein. Jedes Stück Selbstbehauptung, das du rauskommen läßt, bist du selbst. Du kannst dich behaupten, soviel du willst.

Fred: (läßt sich langsam zu Boden sacken und fängt an zu lachen).

Stanley: Was ist so lustig?

Teilnehmer: Sein Wachturm ist endlich zusammengebrochen, und es ist nichts Schlimmes passiert. Wenn man meint, jetzt passiert dann gleich was Schreckliches, und es kommt nicht, fängt man an zu lachen.

Fred: (fängt an zu weinen).

Teilnehmer: Was da gerade abgelaufen ist, hab ich wirklich noch nie gesehen. Ehrlich, Fred. Es fing damit an, daß du gesagt hast, es gibt zwei Möglichkeiten, groß und stark zu sein. Du hast uns die eine genannt: alle anderen klein zu machen. Aber zu der anderen bist du nie gekommen, und die heißt: »*Mich* kriegen sie nicht klein.« Und das ist die Abwehr, die du aufgebaut hast.

Stanley: Ich habe auch die Bereitschaft gesehen, wehrlos zu sein, deine Angespanntheit zu vermindern, etwas Form aufzugeben, etwas mehr dem zu vertrauen, was du im Augenblick gerade formst, dich eine andere Haltung in der Welt einnehmen zu lassen.

Lernen heißt, die zusammengereimte Schau aufzugeben, die aus der eigenen Erziehung stammt. Lernen heißt, eine Erfahrung annehmen, die du noch nicht eingeordnet hast und die noch für sich steht – diese Erfahrung annehmen, ohne auf alte Verhaltensmuster zurückzugreifen. Im Bereich der Gefühle wird das Verhalten erfunden und nicht nachgemacht.

Fred, wenn du dich selbst mehr behaupten kannst, wirst du die entsprechenden Gefühle allmählich einbauen und gestalten lernen und einen Ausdruck für sie finden. Sie werden dir Gestalt geben.

Fred: Ich bin einfach distanziert, schüchtern. Ich halte mich zurück. Als Therapeut bemühe ich mich, den Schmerz meines Patienten mitzufühlen, ohne gleich eingreifen und dagegenhalten zu müssen. Wir hatten einmal Gäste, und da hat unser Hund ihr zweijähriges Kind umgestoßen. Es ist mit dem Kopf auf den Beton gefallen, und wenn man in der Stadt wohnt, weiß man, wie sich das anfühlt. Ich fühlte mich, als hätte ich eine Gehirnerschütterung, und mir wurde klar, wogegen ich angekämpft hatte. Wer will schon anderer Leute Schmerzen fühlen?

Stanley: Sag das noch einmal.

Fred: Wer will schon anderer Leute Schmerzen fühlen? Ich fühle *meine* Schmerzen. Das ist in Ordnung, weil ich sie als meine annehmen und etwas dagegen tun kann.

Stanley: Viele können zwischen dem eigenen Schmerz und dem ihrer Familienangehörigen nicht unterscheiden. War das auch bei dir so?

Fred: Meine Mutter hatte Depressionen. Sie versuchte, durch mich zu leben. Sie jammerte und nörgelte und war ewig unzufrieden. Ich habe alles getan, um ihr aus dem Weg zu gehen. Kennst du die eine Szene in dem Film *Die Reifeprüfung,* wo er beim Frühstück den Text auf der Cornflakes-Schachtel liest?

Stanley: Okay, der Schmerz deiner Mutter hatte also einen prägenden Einfluß auf dich. Aber wohin gingen deine eigenen Neigungen, wie sahen deine Wünsche aus?

Fred: Ich wollte so sein, wie sie mich haben wollte.

Stanley: Hast du je darunter gelitten?

Fred: Oh ja.

Stanley: Und jetzt?

Fred: Ich glaube, ich will das jetzt nicht fühlen.

Teilnehmer: Vielleicht bilde ich es mir ja nur ein, aber ich habe da eine Menge Masochismus gesehen. Vor allem da, wo er zusammengesackt ist.

Stanley: Das mag vielleicht nach Zusammensacken ausgesehen haben, aber es war keins. Er hat nachgegeben, und das ist etwas anderes als ein Zusammenbruch. Das ist kein Masochismus; er hat sich nicht zum Unterlegenen gemacht. Wenn man vorübergehend formlos wird, so heißt das nicht, daß man sich in seinen Schmerzen und seinen Leiden aalt und daraus eine Lebensform macht. Fred ließ sich auseinanderfallen, und daraus entwickelte sich eine neue Form; er konnte sich dann wieder behaupten. Er ist keineswegs wie ein Kartenhaus in sich zusammengefallen.

Wer Liebe geben und Liebe empfangen kann, weitet und bejaht sich. Als Fred immer wieder erleben mußte, daß seine Liebe nicht ankam und seine Mutter ihn nur bedingt liebte, nahm er die Gestalt des Wachturms an, zog sich zurück und wurde verdrießlich.

Fred: Ja genau, ich hatte so oder so keine Chance. Ich saß in einer Falle. Wenn ich sie lieb hatte, wurde ich ihr Sklave. Und wenn ich ihre Liebe an mich herankommen ließ, wußte ich nicht mehr, wer ich war. Ich konnte mich nur zurückziehen und steif machen – meine Bedürfnisse verstecken und ihre abwehren. Als ich zu Boden ging, konnte ich tatsächlich fühlen, wie diese Steifheit aufbrach. Und plötzlich wurde mir richtig warm ums Herz, ohne daß ich Angst hatte. Ich hatte das Gefühl, eine Form zu haben, ohne steif zu sein.

Der Körper, der sich nicht verändert

Viele sagen, der Körper verändere sich nicht, er werde lediglich älter. Viele meinen, sie könnten sich nicht ändern. Andere glauben, sie wüßten nicht, wie sie sich ändern könnten. Wieder andere weigern sich, sich zu ändern. Die Unfähigkeit oder die mangelnde Bereitschaft, sich zu ändern, bewirkt, daß viele Möglichkeiten ungelebt bleiben.

Roberta nahm an einer Gruppe teil, deren Ziel es war, aufzudecken, wie ungelebte Wünsche mit der Furcht vor dem Tod zusammenhingen. Sie klagte, sie bekomme nie, was sie wolle, nämlich geliebt zu werden und gleichzeitig frei und unabhängig zu sein. Sie konnte sich nicht darüber klar werden, wie sie gleichzeitig geliebt werden und sie selbst bleiben könnte. So blieb sie einsam.

Sie hielt sich für gescheit, für gescheiter als die meisten Männer und behauptete, von ihnen mißverstanden zu werden. Sie behauptete außerdem, die behandelten sie als Sexualobjekt, und dennoch zog sie sich aufreizend an und handelte entsprechend.

Roberta war ungefähr 1,70 Meter groß, dunkelhaarig und hübsch anzusehen. Ihr Knochenbau war mäßig stark und ihre Muskeln waren schön straff. Sie ließ leicht die Schultern hängen, wobei Brustkorb und Kehle zusammengeschnürt waren, und sie machte ständig einen Schmollmund. Das Schmollen zeugte von ihrer Bequemlichkeit und Selbstverwöhnung, während die Verspannungen auf ihre geringe Bereitschaft hinwiesen, zu lieben und sich lieben zu lassen. In allem, was sie tat, lag eine gewisse Härte.

Stanley: Was ist mit dir los, Roberta?
Roberta: Ich fühl' mich einfach tot.
Stanley: Du hast auch gestern und heute nicht gut ausgesehen.

Roberta: Morgens geht es mir immer gut. Da kommt eine Menge Scheiße aus mir heraus.

Stanley: So als würdest zu platzen. Und trotzdem siehst du für mich aus, als würdest du zusammenschrumpfen.

Roberta: Gestern abend war es so, bei einem Freund. Ich bin vor ihm zurückgeschreckt. Ich konnte mich nicht...

Stanley: »wollte nicht«, und nicht »konnte nicht«.

Roberta: Ja genau, ich wollte nicht ... Jedenfalls hatte ich dann in der Nacht diesen Traum von den zwei Männern auf einem Berggipfel. Sie schauten auf eine Frau hinunter, die in Treibsand fiel und darin versank. Es war fast wie ein Begräbnis auf hoher See, sie da so untergehen zu sehen.

Stanley: Was hast du dabei empfunden?

Roberta: Irgendwie so etwas Hoffnungsloses. Die Typen auf dem Gipfel waren irgendwie so ... unpersönlich.

Stanley: Hattest du ein Gefühl der Enge, hast du dich zusammengezogen?

Roberta: Das gestern hat mir Angst gemacht.

Stanley: Was hat dir so Angst gemacht? Wie sah die Angst aus?

Roberta: Also, es fing da an, wo du über deine Theorie und all das geredet hast. Ich wurde ganz sauer, weil du zu schnell geredet hast.

Stanley: Zu schnell?

Roberta: Es war fast so, als wolltest du nicht, daß dich jemand unterbricht. Ich fühlte mich übergangen, weil ich auch eine Menge Dinge sagen wollte. Und ich hab' mich wieder einmal ganz wertlos gefühlt.

Stanley: Ist das so, wie wenn man dich nicht anerkennt? Als wärst du klein?

Roberta: Für mich ist das alles dasselbe.

Stanley: Möchtest du etwas über das Gefühl sagen, nicht anerkannt zu werden?

Roberta: Oh, gestern abend, zum Beispiel, habe ich mir gedacht, ich würde nicht dieses Gefühl haben und nicht so wütend sein, wenn ich nicht dieses unheimliche Bedürfnis nach Anerkennung spüren würde und wissen würde, daß ich doch nie genug davon kriegen kann. Es ist ein Teufelskreis. Es hat etwas Bösartiges an sich.

Stanley: Warum verwendest du dieses Adjektiv?

Roberta: So empfinde ich es manchmal. So erlebe ich es.

Stanley: Als bösartig.

Roberta: Ja, genau.

Stanley: Wie fühlt sich »bösartig« an? Was hat »bösartig« für eine Form, für eine Gestalt?

Roberta: Ein Zusammenquetschen.

Stanley: Zusammenquetschen ist bösartig.

Roberta: Es kann bösartig sein.

Stanley: Ja, das schon. Aber du hast deine Art von Bösartigkeit eigentlich noch nicht beschrieben.

Roberta: Es ist so ein Gefühl wie ... in Wirklichkeit tu ich jemandem dabei weh. Daß ich es genieße: ich lege es darauf an, andere Leute zu beherrschen.

Stanley: Gibt es dir ein Gefühl der Macht, wenn du bösartig bist?

Roberta: Es ist manchmal so wie beim Vögeln, ich halte mich zurück. Dann fühle ich mich stark, hart, da ist nichts zu machen.

Stanley: Ist das bösartig? Ich finde, zurückhalten kann sehr lustvoll sein. Im Ernst, eine der Quellen höchster Lust ist, daß wir sagen können: »Halt, ich will mehr. Ich bin noch nicht soweit, mich loszulassen.«

Was hast du dir in diesem Traum sagen wollen?

Roberta: Ich weiß nicht recht. Sonst sind meine Träume ganz deutlich – die Bilder und die körperlichen Empfindungen. Aber diesmal hing so eine Art Todesschleier über dem Ganzen.

Stanley: Konntest du dich selbst sehen?

Roberta: Nein, ich hab' niemanden erkannt. Ich habe die beiden Männer auf dem Gipfel gesehen, und die Frau im Treibsand ging unter. Ich war woanders.

Stanley: Wer ist die Frau im Treibsand? Könntest du diesen versinkenden Menschen darstellen – ihr Körper sein? ... Was erlebt dieser Teil von dir?

Roberta: Ich weiß nicht, aber ...

Stanley: Roberta, worüber weinst du?

Roberta: Ein Teil von mir will leben –

Stanley: – und ein Teil will sterben?

Roberta: Ich versuche, keinen Laut heraus zu lassen.

Stanley: Hast du das Gefühl, irgendwem liegt etwas an dir?

Roberta: Es ist mir gleich, ob ihnen was an mir liegt! Ich bin hart! ... Das war jetzt gut, das zu sagen hat gut getan.

Stanley: Ich frage mich trotzdem, ob das stimmt. In dem Augenblick nämlich, in dem ich mich dir aufmerksamer zugewendet habe, hat sich deine ganze Haltung verändert. Du bist weicher geworden. Du hast dich nicht mehr so steif gehalten. Du hast dich geweitet. Vielleicht liegt dir so viel daran, daß du es vor Schmerz nicht aushalten kannst. Vielleicht liegt dir zuviel daran.

Roberta, du sagst, du willst mehr Freiheit. Ja, du mußt eine grundlegende Entscheidung treffen, eine Entscheidung, die du bewußt treffen mußt, darüber nämlich, wie du in Zukunft auf dich selbst eingehst und mit dir umgehst, um von deinen Stereotypen frei zu werden. Du kannst den traditionellen Standpunkt einnehmen, daß du im Zustand der Erbsünde geboren wurdest, einen Standpunkt, der von dir verlangt, dich einzuengen, den Leib in Fesseln zu halten und die sinnlichen Antriebe zu verleugnen. Oder du kannst dich als verletzliches Tier ansehen, voller Lebenskraft und Licht. Entweder schränkst du dich so ein und verewigst die Gestalt und die Gefühle der Zähen, der Harten, Kleinen und Gepeinigten, oder du gehst auf dich selbst als auf jemanden ein, der Liebe und Anteilnahme braucht.

Leg' dich doch mal hin, Roberta, und versuch', die Stelle ausfindig zu machen, wo du dich festhältst. Leg deine Hand auf die Stelle und schau, ob du etwas spürst. Und wenn du gar nichts fühlst, kannst du die Taubheit erleben. Was hat sie für eine Gestalt? Nimm bitte zur Kenntnis, daß es deine eigene Entscheidung war, an der Stelle unempfindlich zu sein, daß du deine Gestalt an der Stelle hast erstarren lassen.

Diese Entscheidung ist nichts, was zu überwinden wäre. Nicht etwas, das man loswerden sollte, wie Abfall, den man auf den Müll wirft. Sie ist eine Erfahrung deines Lebens. Sie ist *du*. Kannst du die Gestalt deines verdeckten, verhärteten, unterdrückten Selbst empfinden?

Roberta: (leise) Ich habe beschlossen, mich zu unterdrücken.

Stanley: Wo, Roberta? Wie?

Roberta: Der Nacken.

Stanley: Leg deine Hand dorthin. Sag »ich«.

Roberta: Ich. Ich... Ich spüre aber nichts.

Stanley: Nicht einmal die Anspannung? Würdest du sagen, »Ich will nicht mehr weitermachen, nichts empfinden«?

Roberta: Ich will nicht mehr.

Stanley: Was für ein Gefühl liegt für dich darin?

Roberta: Es macht mir Angst.

Stanley: Kannst du auf deine Angst eingehen? Kannst du sie zu dir sprechen lassen, ohne von ihr überwältigt zu werden?

Roberta: Ja... Ich bin jetzt etwas entspannter. Als ich anfing zuzuhören, hatte ich sehr stark das Gefühl, loszulassen.

Stanley: Was loszulassen?

Roberta: Mein Bedürfnis, hart zu sein.

Stanley: Du hast beschlossen, etwas aufzunehmen.

Roberta: Ja, ich hatte das Gefühl, etwas in mich aufzunehmen, und ich wollte es nicht aussperren. Es war ein sehr lustvolles Gefühl: loslassen, hereinlassen.

Stanley: Was hast du eingelassen?

Roberta: Mich. Meine Erregung. Ich habe gemerkt, daß in meinem Brustkorb und Bauch etwas passiert, und ich habe versucht, es zu spüren. Ich habe beschlossen, ziemlich viel loszulassen, und jetzt fühle ich mich sehr nüchtern und entspannt. Diesen Teil von mir muß ich noch herauskommen lassen.

Stanley: Was ist das für ein Teil von dir?

Roberta: Der, den ich einfach nie herausgelassen habe. Also, daß mir an etwas 'was liegt. Ich sehe jetzt ein, daß ich die Verantwortung dafür übernehmen muß, mich anders leben zu lassen – mich anders zu leben. Ich muß aus meinen eigenen Bedürfnissen lernen.

Schwerpunkte

Ich schaue mich um und sehe, daß alles etwas Gewordenes ist. Alles hat Gestaltung erfahren. Im Umgang mit der Welt ist alles mehr geworden, als es am Anfang war.

Vieles bildet sich außerhalb des Gesichtskreises des eigenen Gewahrseins. Ich habe eine bestimmte Vorstellung von mir, und dann entdecke ich, daß ich jemand ganz anderes bin – und das geschieht, ob ich mir nun meiner Selbstformung bewußt bin oder nicht, ob ich wissentlich an meiner Selbstwerdung teilnehme oder nicht. Auch wenn ich aktiv an meiner Selbstgestaltung mitwirke, kann mir plötzlich aufgehen, »Mensch! Ich bin geformt worden!« Ich bin ich! Ich bin einzigartiger Ausdruck meines Lebensganzen, der besonderen Eigenart, die entstanden ist und sich als ›ich‹ verwirklicht hat.

Wenn ich mit jemandem arbeite, achte ich sorgfältig darauf, was im Hinblick auf seine bzw. ihre gegenwärtige Selbstgestaltung zum Vorschein kommt. Diese Art zuzuschauen veranlaßt mich, zu unterbrechen und zu sagen: »Bist du dessen gewahr, wie du aussiehst? Erlebst du das, was du dir antust? Merkst du, daß sich dein Hals, dein Brustkorb, dein Becken schon seit einer Weile bewegt und daß du jetzt einen anderen Rhythmus hast?« In gewissem Sinn lernt der betreffende Mensch, ein Künstler zu sein. Ein Mann, mit dem ich gearbeitet habe, wurde Dichter, obwohl er nie eine Zeile geschrieben hat. Er fing an, die Welt wie ein Dichter zu erleben und wahrzunehmen. Er redete Poesie und lebte das Leben eines Dichters.

Viele Menschen gehen oft durch einen Formwandel hindurch und interessieren sich dabei so sehr für das, was sie tun oder für den Gefühlsgehalt ihrer verschiedenen Reaktionen, daß ihnen entgeht, was aus ihrer Gestalt geworden ist. Sie erleben eigentlich nicht, daß sie die Schultern nicht mehr so hochziehen, daß sie ganz unerwarteterweise anmutiger, stimmiger, strahlender geworden sind, daß sich ihr Selbst geweitet hat und sie buchstäblich jemand anderes sind. Sie lassen den, der sie geworden sind, unbeachtet. Und so reden sie weiter im Jargon von Persönlichkeitsstrukturen, die der Vergangenheit angehören: »Meine Mutter läßt mir keine Ruhe.«; »Ich kann nicht glücklich sein.«; »Ich trau' dem Boden unter meinen Füßen nicht.«

Die allermeisten Menschen, die mit Therapie – und Erziehung – zu tun haben, wollen *wissen*. Sie wollen wissen, wer sie sind, was für eine Beziehung sie zu sich selbst haben, wie sie handeln und reagieren. Sie wollen eine erkenntnismäßige Verbindung schaffen zwischen dem, was im Augenblick geschieht, dem, was in der Vergangenheit geschehen ist, und dem, was in der Zukunft geschehen kann. Mich interessiert aber keineswegs, ob Leute wissen oder nicht. Mich interessiert vielmehr, wie sie erleben oder nicht erleben, wer sie werden – wie sie das, was sich bildet, erleben oder nicht.

Ich fördere den Ausdruck. Ich ermutige die Menschen, ihre Erregungsvorgänge sprechen zu lassen. Ich fordere sie auf, sich selbst zu spüren und verschiedene Teile ihrer selbst zu bewegen. Ich fordere sie auf, das zu fühlen, was entsteht, wenn sie sich selbst berühren und wenn ich sie berühre. Ich fordere sie auf, zu spüren, wie sie von selbst atmen, und manchmal bitte ich sie, ihre Atmung zu verlangsamen oder zu beschleunigen. Gewissen Leuten sage ich, sie sollen sich aggressiv verhalten: sie sollen aufstampfen, schlagen, zittern, mit den Füßen treten oder schreien – damit sie sich ihre Wut anschauen und entscheiden können, ob sie sie aushalten oder lossein wollen. Kurzum, ich fordere die Menschen auf, neue Formen auszuprobieren, ihren Körper in ungewohnter Weise zu halten und sich selbst anders einzusetzen.

Die Inhalte des Selbstverständnisses sind wichtig, aber die Fähigkeit eines Menschen, die Ausformung seiner Haltungen, seiner Bedürfnisse und seines Ausdrucks – die unzähligen Wesenseigenheiten seines Selbstseins in der Welt zu erleben, ist ungleich wichtiger. Daher versuche ich in meiner Arbeit, eine Reihe von ungewohnten Erfahrungen in Gang zu setzen, die den betreffenden Menschen befähigen, etwas über seine Erregung und seine Rhythmen zu lernen – Erfahrungen, die ihn in die Lage versetzen, zu fühlen und wahrzunehmen, wie er bei sich bleibt und wie er sich erweitert, wie er zum Bekannten und wie er zum Unbekannten steht, wie er Grenzen setzt und wie er sie aufgibt, wie er von alten Formen abläßt und neue Formen schafft.

Wir weiten uns und wir ziehen uns zusammen. Dieses Pulsieren macht die Geschichte unserer Selbstformung, unseres Selbstbildes und unserer Identität aus. Wir brauchen unseren Traum nicht in uns zu suchen. Er bietet sich uns dar, ohne daß wir in unserem Seelenfriedhof herumwühlen müssen. Der Traum breitet sich über uns aus und dringt in uns ein, wie eine Welle, die das Meer heranträgt. Er nimmt uns körperlich und geistig in Anspruch und will nicht gedeutet sein, sondern im Spiegel des eigenen Selbst angeschaut und in der sozialen Welt der Freunde und Geliebten ausgedrückt und dadurch inniger verstanden werden. Man erfährt bald, daß die Selbstformung mit tausend Zungen spricht.

Wenn wir unsere Erweiterungsfähigkeit ausbauen und die Stoßkraft unserer Erregung verstärken, malt sich uns ein ganz anderes Bild, als wenn wir Nabelschau halten. Wir lassen das Innen zum Außen werden. Wir lassen unsere Erregung an die Oberfläche. Die andrängende Welt dringt ihrerseits in uns ein; ihr Äußeres wird in einem Tanz wechselnder Oberflächen zu unserem Inneren. Es ist ein bewegtes Geschehen, mehr Formung als verformende Leistung, mehr Zusammenarbeit als Wettbewerb, mehr Erfahrung als ständige Bemühung um Introspektion.

Erleben

Der formbildende Prozeß ist die Mutter des Erlebens, und ebenso geht das Erleben der Formung voraus. Das Erleben ist unmittelbarer Ausdruck von drei Grundzügen des formbildenden Prozesses: (1) der Menge an Erregung, die wir bei uns behalten und freisetzen können, (2) der Eigenschaften dieser Erregung (hart oder sanft, schwach oder stark) und (3) des Auf und Ab der Erregung (ihrer Gezeiten, ihres Zusammenballens und ihrer Ausbreitung).

Die Erregung durchdringt uns am vollständigsten, wenn wir ohne viel Begrenzung in der Welt sind – wenn wir uns in der Erweiterungs- (vorpersönlich) und in der Ausdrucksphase (nachpersönlich) unserer formbildenden Sequenz befinden. In diesen Zeiten haben wir jedoch am wenigsten das *Gefühl,* zu erleben. Erst wenn wir unsere Erregung zurückhalten, werden uns das Selbstgefühl und die Selbstwahrnehmung zuteil, die unsere Selbsterfahrung abrunden. Indem wir einen »Behälter« formen, verändern und verringern wir unsere Verbundenheit mit der Erregungsmatrix und steigern dadurch unsere Selbstwerdung. Wenn wir in uns gehen, lernen wir mehr darüber, was in bezug auf uns, sowohl innen wie außen, geschieht. Wir schaffen eine Distanz, die es uns erlaubt, uns selbst und unsere Welt zu überdenken und in Begriffe zu fassen. Wir sind dann in der Lage, uns mit unserer Umgebung auf noch köstlichere Weise zu verbinden.

Die Verkörperung der Erregung macht uns zu Erlebenden, die ihrer selbst bewußt sind. Die Zurückhaltung fördert unsere Entwicklung als Erlebende. In den Zeiten, in denen wir weniger Grenzen haben, sind wir nicht Erlebende, sondern das Erlebnis selbst. Wir *nehmen* nicht *wahr;* wir *sind.* Es gibt kein Ich, das nachdenkt.

Als Kinder drücken wir die Erregung ungehemmt aus. Wenn wir dann allmählich Grenzen entwickeln und unsere Erregung bei uns behalten können, erfahren wir: »Hier bin ich, und dort ist Nicht-Ich.«; »Das ist mein Selbst, und jenes ist nicht mein Selbst.«; »Hier ist meine Welt, und dort ist die Außenwelt.« Unser Gefühl für Distanzierung, Unterscheidung und Konzentration bildet sich beim »Verkörpern« unserer Erregung.

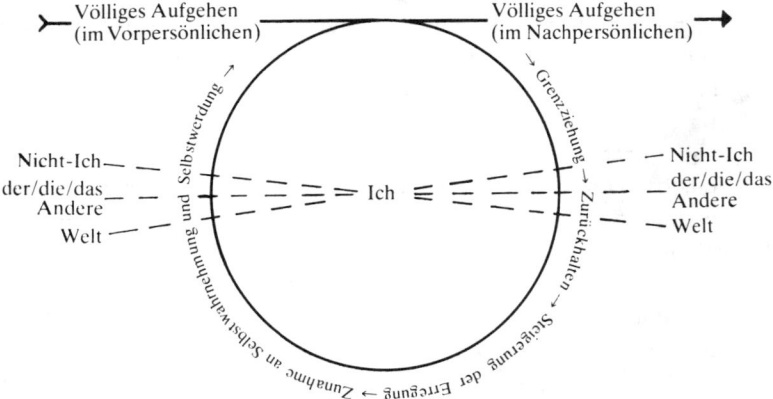

Ein ständiges Aufgehen in einem bestimmten Zustand bringt uns kein Gewahrsein dessen, was wir erleben, und wir können dann auch im weiteren Verlauf unserer Selbstgestaltung aus unserem Erleben keinen Nutzen ziehen. Wer behauptet, er sei völlig hingegeben, erlebt diese Hingabe erst dann ganz, wenn er Abstand gewinnt und über sie nachdenkt. Unsere Verkörperung setzt Schranken und erzeugt Unterschiede. Ich, als Körper, erlebe das Nicht-Ich und werde mit ihm vertraut. Diese Vertrautheit zwischen Ich und Nicht-Ich bildet ein neues Ich, eine neue Wesenheit, die das frühere Ich und Nicht-Ich erkennbar macht.

Ohne den Körper als Resonanzraum haben wir keine menschliche Stimme. Ebenso versetzt ein Erlebnis uns nicht in

103

Schwingung, wenn wir unkörperlich sind. Jeder Mensch verkörpert auf einzigartige Weise ein Feld oszillierender Erregung, das im größeren Feld der Biosphäre mitschwingt. Die Erfahrung des Aufgehens in einem bestimmten Zustand ist die des Mitschwingens mit der Urerregung des Lebens und mit anderen leibhaften Geschöpfen in diesem umfassenderen Feld. Die unterschiedlichen Arten unseres körperlichen Mitschwingens lassen die verschiedenen Schichten unseres Ich entstehen, die ihrerseits die Selbstreflexion ermöglichen. Wir bewahren die pochende und strömende Erregung dessen, mit dem wir unmittelbar mitschwingen konnten. Unser Einbehalten gestattet uns, die Erfahrung unseres Aufgehens in jenem Zustand uns einzuverleiben und zu verdauen. Und dann gehen wir wieder nach außen. Wir löschen unsere Rollen und Vorstellungen, lösen unsere Grenzen auf. Wir erweitern unseren Bereich, verringern unsere Distanz und lassen die Welt in uns widerhallen.

Dann sind wir wieder bereit, unsere Verbundenheit zu vermindern und uns umzugestalten. Erst geben wir uns unmittelbar hin, dann vermindern wir unsere Verbindungen und schließlich gestalten wir unsere Verbundenheit neu. Dies ist das pulsierende Fortwähren unserer Selbstgestaltung, bei der wir die Welt um uns er-reichen und uns in uns selbst zurückziehen. Wir versenken uns in unsere Umwelt; und dann sondern wir uns ab, verwandeln uns das Geschehene an und denken darüber nach. So geben wir dem Selbst Nahrung, vertiefen und erweitern unser Erleben.

Das Meer in uns

Im Anflug auf San Francisco – wir befanden uns gerade über den Salzflächen bei San José – sah ich plötzlich beim Hinunterschauen, wie eine übersättigte Lösung anfängt, auszukristallisieren. Ich sah ein kristallbildendes Feld im Wasser, ein

Feld, das die Grenzen seiner Ausdehnung erreicht hatte und nun allmählich Grenzlinien formte und darin erhalten blieb. Wie es sich so mit dem Gezeitenstrom bewegte und harmonisch im Wasser schwang, glich es einer Spinnwebe im Wind. Und ich verstand im Erleben, wie wir alle *in* der Welt sind, und wie wir alle die Welt *sind*.

Der Mensch ist ein kleines Meer von Strömungen im großen Weltmeer der Erregung. Die Strömungen jedes kleinen Meeres stellen ein besonderes Schwingungsmuster dar – oder vielmehr eine besondere Anordnung von Schwingungsmustern, die einander wie ein Stapel von Gittern überlagern. Ich bin wie die Kristallstruktur im Salzwasser; die Welt und ich oszillieren bei gewissen Frequenzen im Einklang miteinander. Und mein Schwingungsmuster vermag sich zusammenzuziehen. Wenn ich mich zusammenziehe, verlangsame ich einen *Teil* meines Schwingungsfeldes. Diese Verlangsamung bildet Strukturen und Grenzen, damit ich das Meer, das ich bin, in ihnen enthalten und ausdrücken kann.

Meine Erfahrungen – meine Gefühle, Gedanken und Handlungen – leiten sich aus der Geometrie meines zitternden, pulsierenden Feldes her. Die Geometrie meines Körpers bestimmt, wie ich schwinge. Mein Erleben ist dort am stärksten, wo mein Feld am heftigsten schwingt. Denken Sie doch einmal an die menschliche Stimme. Sie versetzt den Kopf, den Brust- und den Bauchraum, ja sogar den ganzen Körper in Schwingung. Wo die Stimme schwingt, ist erhöhtes Gewahrsein.

Die tiefverwurzelten Gefühle, die aus erlebtem Pulsieren und Strömen entstehen, stehen im Gegensatz zu Gefühlen wie Ärger, Gereiztheit, Kitzel und örtlich begrenzten Sensationen, die aus dem Erleben oberflächlicher Erregung stammen. Schäkerei, gute Laune, Eifersucht und verletzter Stolz sind Randerscheinungen im Vergleich mit dem pulsierenden Wesen von Liebe und Freude, Wut und Gram. Jeder von uns kennt Menschen, deren Tränen nur ein schwacher Versuch sind,

Weinen vorzutäuschen, oder deren augenscheinliche Wut man als jähzornigen Ausbruch entlarven kann. Oberflächliche Gefühle ergreifen nicht den ganzen Menschen, sondern nur äußere Schichten. Der Unterschied zwischen aufgeregten Gefühlen und pulsierenden Gefühlen ist wie der Unterschied zwischen einem flackernden Feuer und durch und durch glühenden Kohlen.

Die Ebenen unseres Erlebens hängen eng damit zusammen, wie tief und wie vollständig wir unsere Erregung fühlen. Auf der tiefsten Stufe ist die Erfahrung direkt und unmittelbar. Auf einer weniger tiefen Ebene deuten wir unsere Erfahrung in Form von Archetypen, Symbolen und Träumen. Auf der oberflächlichen Stufe deuten wir unsere Erlebnisse als Empfindungen und Gedanken.

Unsere Kultur fördert im allgemeinen leider nicht das Erleben der Erregung auf vielen Ebenen. Wir schaffen vielmehr Bedingungen, unter denen die Erregungsbildung und die Abfuhr der Erregung auf die Ebenen der Haut, des Gehirns und der Geschlechtsteile beschränkt bleiben. Wir erleben die Welt mit oberflächlichem Vergnügen anstatt mit tiefer Befriedigung, mit Ärgerlichkeit anstatt mit herzhafter Wut.

Die meisten Menschen können oberflächlich loslassen, aber es fällt ihnen schwer, so weit loszulassen, daß sie tiefere Schichten ihres eigenen Körpers und des Körpers anderer Menschen erfahren. Mit dem Verstand begreifen wir vielleicht, daß auf jeder Stufe die Aufhebung der Grenzen für die Erweiterung unseres Erlebens unabdingbar ist, aber trotzdem ist es immer noch nicht leicht, loszulassen. Wir erleben unser Selbst am meisten im Stadium der Verhaltung. Und wir haben sowohl als einzelne wie auch als Kulturgemeinschaft eine mächtige Angst erzeugt, die ständige Selbst-Erfahrung des Sich-Zurückhaltens aufzugeben. Das geht so weit, daß wir es nicht wagen, unser Leben Erfahrungsbereichen zu öffnen, über die wir nichts wissen.

Wenn ich höre, was mir andere Menschen von ihren Erfahrungen berichten, fällt mir das entsetzliche Ausmaß auf, in dem wir uns selbst beibringen, unser eigen Fleisch und Blut zu verleugnen und sogar zu verraten – und dadurch die Verbindung mit der Tiefe unserer Formkraft auf ein Mindestmaß herabsetzen. Die meisten Menschen gestalten ihr Leben nur oberflächlich, während sie die Gestaltung ihres tieferen Selbst vernachlässigen und behindern. Da sie in der Oberflächlichkeit ihrer vorgeformten Leistungen befangen sind, erfahren sie die Tiefe der ihnen möglichen Formung kaum.

Lernen

Wir richten das Gehirn dazu ab, den Körper zu steuern und zur Zucht anzuhalten. Wir werden dazu erzogen, unseren Trieben Vernunft einreden zu wollen, Gefühle mit Gedanken zu beschwatzen und Befriedigung daraus zu ziehen, daß wir gescheit sind und gute Arbeit leisten. Wir ernennen das Zentralnervensystem zum Meister und Wagenlenker des übrigen Körpers.

Wir nähren den Glauben, die Erkenntnis sei *die* große Erfahrung. Das nennen wir »Lernen«. Fast alle Formen des sozialen Lernens beruhen auf der Annahme, daß Erfahrung und ihre Mitteilung kognitiver Art sind.

Ich vertrete die Ansicht, daß das Lernen – die Übertragung von Erfahrung – der Höhepunkt körperlich erregten Schwingens ist. Das Schwingen des Körpers erhellt seine Erkenntniskraft. Das Gehirn ist der Diener des Körpers und nicht umgekehrt.

Einer meiner Freunde erzählte mir, er habe sich oft dadurch Erektionen verschafft, daß er in seiner Vorstellung Bilder wachrief. Er steckte seine Erregung in seine Bilderwelt. Als er aufhörte, sich vom Kopf her zu erhitzen, erlebte er in seinem Körper mehr – mehr Gefühle und mehr Bewegung.

Die Dynamik körperlich bestimmten Lernens wird durch das veranschaulicht, was in der formbildenden Sequenz geschieht. Die Erregung breitet sich aus, sammelt sich und bildet

Grenzen. Und wenn sie dann anfängt, sich auszudrücken, überschreitet sie ihre Grenzen – gelangt über die Zurückhaltung hinaus in die Umwelt. Der Ausdruck der Erregung ist ein Höhepunkt wie der Höhepunkt bei der Systole des Herzens oder der Höhepunkt des Orgasmus.

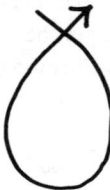

Beim Erreichen des Höhepunktes unserer Selbstgestaltung findet ein lebhafter Austausch mit der Umwelt statt, der zu formkräftiger Erneuerung und neuartigem Sich-Mitteilen führt. Dann zieht sich die Erregung zurück, sammelt sich und bildet eine neue Schleife. Das erneute Haften beschwört all das Fühlen, Sich-Vorstellen, Träumen, Denken und Entscheiden herauf, das ein reicheres Erleben des Selbst und der anderen, des Selbst und der Welt ermöglicht. So gestalten wir unsere Wirklichkeit. So lernen wir.

In einer bekannten Untersuchung haben zwei Wissenschaftler aufgezeigt, daß ein Kind, dessen Kriechen und Krabbeln immer wieder gestört werden, Schwierigkeiten mit dem Sprechenlernen hat und oft zum Stotterer wird. Ihre Untersuchung war insofern ein Meilenstein der Erkenntnis, als sie bewies, daß gewisse Sozialisationsmuster sich nicht vollständig entwickeln, wenn gewisse Fortbewegungsmuster unverbunden und unentfaltet bleiben. Die gleichen Forscher fanden später heraus, daß bei dem Stotterer, der noch einmal zum Kriechen und Krabbeln ermuntert wurde, die unreifen Bewegungsmuster wieder zum Vorschein kamen, so daß er sie entwickeln konnte. Dabei verbesserten sich sein Sprechen und sein übriges soziales Handeln.

Der Körper unterrichtet sich selbst. Was bewußt wird, unterrichtet das Bewußte, und was bewußt ist, unterrichtet das

Bewußtwerdende. Wenn der Körper allmählich die Erregung der Lebenserfahrung sammelt und enthält, verfeinert sich die Erregung beim Übergang von einer Ebene zur anderen. Der Prozeß des Lernens ist unser formbildender Prozeß. Wir öffnen unsere Grenzen und weiten uns; dann bauen wir unsere Erfahrungen in uns ein. Erst *werden* wir mehr. Dann *wissen* wir mehr und *drücken* mehr *aus;* wir *leben* mehr.

Vor einigen Jahren habe ich mit dem Rauchen aufgehört. Rauchen war für mich fast ein Leben lang ein Ritual gewesen, und in den darauffolgenden Tagen fühlte ich mich nicht wohl. Und dann merkte ich plötzlich, daß ich in der Kehle und im Mund etwas empfand, was ich als Erwachsener noch nie gespürt hatte. Das Aufgeben des Rauchens hatte meine Atemwege wieder erotisiert, und das Erlebnis meiner neuartigen Empfindungen machte mir Angst. Als ich erkannte, daß es *das* war, erfuhr meine Selbstwerdung einen Zuwachs, und das wiederum verschaffte mir Lust. Mein Unbehagen hing mit den Empfindungen zusammen, die ich hatte, aber nicht einordnen und richtig einschätzen konnte.

Wenn man Lernen als Rollenübernahme oder Problemlösen bezeichnet, erhält man ein sehr beschränktes und irreführendes Bild dessen, was beim Lernprozeß tatsächlich geschieht. Lernen heißt, neue Erregungsmuster erleben und ver-körpern. Wir spüren Erregung im Brustbereich; sie wandert nach unten und drückt sich als sexuelles Gefühl und verlangende Bewegung des Beckens aus. Sie wandert nach oben und äußert sich in Worten: Ich liebe dich. Die Augen blicken gleichermaßen erregt, die Arme strecken sich nach dem Geliebten, und wir werden verwandelt.

Vorstellungsbilder und Selbstgestaltung

Nur allzu oft sind wir jemand, indem wir jemand anderen verkörpern. Wir verkörpern Papis Idealbild vom anständigen Mädchen und Mammis Idealbild vom braven Jungen. Wir lernen, andere Menschen nachzuahmen, und zwar vor allem solche, die nach den gesellschaftlichen Wertmaßstäben erfolgreich sind. »Mach' es wie dein Vater!« Oder, wenn der Vater ein Versager ist: »Mach' es nicht wie dein Vater!«

Und dann leben wir viel in der Phantasie, viel »Wenn-doch-nur«. »Wenn die Welt nur anders wäre, könnte ich glücklicher, kontaktfreudiger, sinnlicher sein.« Oder wir flüchten uns in den Alkohol, ins Kino, ins Fressen. Anstatt unseren Leib zu bewohnen, mißbrauchen wir ihn und laufen vor ihm davon. Alles passiert uns. Wir werden zu Opfern.

Phantasieren, Nachäffen und das Übernehmen zugewiesener Rollen sind Methoden, um Selbstgestaltung zu vermeiden. Wir üben uns so lange darin, bis wir damit eins geworden sind. Die meisten Menschen, die zu mir in Behandlung kommen, kennen kaum etwas anderes als Selbstvermeidung. Sie waren aus verschiedenen Gründen nicht bereit, sich von diesen starren Haltungen, diesen Verhaltensstereotypen zu lösen, die besagen: »So muß ich sein.«

Ich lade deshalb die Menschen ein, zum Kern ihrer selbst vorzudringen. Ich fordere sie auf, ihre eigene Erregung aufsteigen zu lassen, ihre eigenen Empfindungen auf den Plan zu rufen. Ich ermutige sie, sich körperlich auszudrücken und die Gefühle zu fühlen, die mit ihrem Ausdruck verbunden sind. Ich ermutige sie, die Teile ihres Körpers zu bewegen, die starr sind, und sich über die Gedanken klar zu werden, die zu ihrer steifen Körperhaltung in Beziehung stehen. Ich lade sie ein, ihre eigenen Erregungsmuster und Rhythmen freizulegen und, vor allem, zu *leben*. Aus diesem »Leben« erwächst ihr Verstehen. All das wird möglich, wenn sie ihre Grundannahmen, ihre Rollen und ihre Handlungsweisen in Frage stellen.

Wenn wir bereit sind, uns selbst zu erfahren, leben wir nicht das Leben eines anderen Menschen. Wir verlieren uns auch nicht in der Phantasie. Wenn unser Körper freier und weniger eingeengt wird, gestalten wir uns allmählich nach unserem eigenen Bild, anstatt immer weiter nachzuäffen und in der Phantasie zu leben. Wer hat den »Bomber« Müller gelehrt, *seine* Tore zu schießen? Wer hat Kolumbus die Idee in den Kopf gesetzt, Segel zu setzen, um den Seeweg nach Indien zu suchen? Wer bringt den Liebenden bei, wie sie lieben sollen?

Wissen oder Wachsen

Form bilden ist Wachsen. Ein Kristall wird durch Zuwachs größer; ein Baum wächst, indem er sich streckt und dicker wird. Wir Menschen wachsen, indem wir unsere Beweglichkeit und Koordination vermehren und neue Verhaltensweisen, neue Formen, Gefühle und Reaktionsweisen erfinden. Der vielschichtige Zusammenhang zwischen Formentwicklung und Reagibilität, den wir gewöhnlich Wachstum nennen, heißt bei mir Formbildung.

Wachsen ist mehr als Wissen. Es ist mehr als das Anhäufen von Daten und Begriffen. Die Betonung des Wissens führt dazu, daß das Gehirn und die dazugehörigen Blutgefäße wachsen, während der Rest infantil bleibt. Eben dadurch, daß wir soviel Wert auf das Wissen legen, bilden sich so viele Körper, die formlos und mißgestaltet sind. Unsere Konzentration auf das Gehirn läßt schöne Köpfe, wohlgeformte Gedanken und mißbrauchte Körper entstehen, die nur wenig Spielraum für Gefühle haben. Wir leben vom Gehirn her, setzen unsere Kräfte für das Sammeln von Daten und das Abstrahieren vom Erleben ein und verbildlichen daher unsere eingeengten

Gefühle in Form eines unpersönlichen und leidenschaftslosen Wissensgebäudes. Wir stellen die Welt als gefühllose Maschine dar, die nach einem System von Gesetzen und Regeln funktioniert, und nicht als lebendiges, wachsendes, sich selbst gestaltendes Universum.

Diese Betonung des Wissens erlaubt dem Gehirn, zu meinen, es »habe« einen Körper. Die erkenntnisgemäße Trennung von Gehirn und Körper kommt durch die Fähigkeit des Gehirns zustande, zu spalten, zu unterscheiden, zu kategorisieren und zu werten. So kann das Gehirn dahin gelangen, die Lebendigkeit für sich selbst zu halten und den Körper als Gegenstand anzusehen. Dann *haben* wir einen Körper, anstatt unser Körper zu *sein*.

Wir wollen um der Macht willen wissen, damit wir nicht Opfer der Natur oder der Bedingungen in uns und um uns werden. Wenn wir wissen, können wir Vorhersagen machen, manipulieren und wiederholen. Aber dann stellen wir etwas dar, anstatt etwas zu erleben und etwas auszudrücken. Es handelt sich um Fortschritt, nicht um Geschehen. Das Ziel ist Macht, nicht Lust; Steuerung, nicht Zusammenarbeit; Beherrschung, nicht Befriedigung. Formen, Wachsen, fordert gefühlsmäßige Hingabe. Es fordert eine ständig reifer werdende Ausdruckskraft, eine Lebensweise, die mehr das Lustvolle am Leben als die Macht betont.

Wenn Sie sich selbst erkennen wollen, verlangsamen Sie ihr Tempo. Machen Sie nicht weiter! Wenn Sie wachsen wollen, wenn Sie sich selbst gestalten wollen, müssen Sie sich aktiv ausdrücken.

Viele Menschen stehen heutzutage vor der Wahl zwischen Wissen und Gestaltung und haben oft keine Ahnung davon, daß sie selbst die Entscheidung treffen. Wir möchten uns selbst erkennen und nehmen daher Regeln hin, die von uns verlangen, unsere Aktivität zu beschneiden. Wir können uns selbst erkennen, indem wir unser Tempo verlangsamen und anhalten und von unserem Erleben absehen, abstrahieren. Aber wir hören auch auf, uns selbst zu gestalten. Uns selbst gestalten, wachsen, erfordert, daß wir uns selbst ausdrücken und versuchen, unsere Lebenslage zu formen. Wir können nicht formen, ohne das Wagnis des Unbekannten auf uns zu nehmen. Selbsterkenntnis ist etwas anderes als Selbstgestaltung. Die psychoanalytische Bewegung ist über den Mythos des »Erkenne dich selbst« gestolpert. Seit den Tagen des Sokrates ist die Selbsterkenntnis das höchste Ziel und die wichtigste Errungenschaft unserer Kultur – aber verdammt nochmal, sei bloß nicht du selbst, was du auch tust. Gestalte dich nicht selbst. Wir formen dich schon.

Wachsen heißt, die Form unseres Lebens zu ändern. Zum Wachsen ist es nie zu spät; es ist nie zu spät, sich mit seinem eigenen Leben zu füllen. Ich habe zwei Freunde, beide älter als 57, deren ganzes Dasein darin bestand, ihr Leben fortwährend zu gestalten und umzugestalten. Einer von ihnen verliert nun ziemlich schnell das Augenlicht. Als ich ihn fragte, wie er sich dabei fühle, antwortete er sowohl betrübt als auch freudig erregt: »Na ja, ich werde mein Leben völlig ändern müssen.« Mein anderer Freund hat sich gerade von seiner Frau scheiden lassen. Er erzählte mir, er habe sich krank gemacht, weil er immer versucht habe, sein Bedürfnis, allein zu sein, hintanzustellen. Er hatte also beschlossen, sich nicht länger zu unterdrücken. Er trennte sich von seiner Frau und ließ seine Grenzen offen. Vor kurzem erzählte er mir, er sei dabei, ein neues Selbst zu formen.

Manche Menschen sind so sehr damit beschäftigt, zu erkennen, herauszufinden, Informationen anzuhäufen und nach innen zu schauen, daß sie ewig Schüler und Sklaven bleiben. Sie haben Erkennen mit Verstehen und Wissen mit Erfahrung verwechselt.

Der höchste Grad an Erregung tritt beim Selbstausdruck auf, und das erfordert nicht unbedingt eine Verringerung der Selbstwahrnehmung. Wenn man sich selbst ausdrückt, erzeugt man Energie für die Selbstwahrnehmung. Bloße Aktivität bringt das nicht zuwege; Selbsterfahrung ist der notwendige Bestandteil.

Man muß nicht wissen oder erkennen. Man muß nicht einer Antwort nachlaufen oder einen Weg finden. Das ist der Fehler, den die meisten Menschen machen: wir suchen nach Wissen um einen gebrauchsfertigen Weg, anstatt unser Gefühl und unseren Selbstausdruck den Weg gestalten zu lassen.

Die Gestalt des eigenen Weges

Wer eine bestimmte Lebensweise hat, ist daran interessiert, eine bestimmte Struktur, ein bestimmtes Gestalt- und Bewegungsmuster und einen bestimmten, gleichbleibenden Ausdruck seines Lebendigseins beizubehalten. Wenn man jedoch die eigene Lebendigkeit fühlt, ist man bereit, das hinter sich zu lassen, was man schon fertig gestaltet hat.

Denken Sie daran, was beim Liebesakt geschieht. Zwei Menschen kommen zusammen, und in den Gefühlen und Bewegungen, die sie austauschen, drückt sich alles aus, was bei diesen beiden Menschen im Augenblick nach Ausdruck drängt. Wenn sie bereit sind, zugunsten dessen, was *ist,* aufzugeben, was sein sollte, wird das Ungewöhnliche heraufbeschworen. Jede Begegnung ist schön und befriedigend – solange sie nicht versuchen, ein Muster zu wiederholen und ein Gefühl wiederherzustellen, das sie als »Liebe« oder »Sex« ansehen, und solange sie sich nicht nach den Maßstäben anderer Leute richten und deren Zielen nachjagen.

Ein Menschentier sein heißt, seine einzigartige Lebendigkeit mit Fleisch und Blut auszudrücken. Unser Nervensystem kann den Selbstausdruck zurückhalten und unser inneres Beben dadurch steigern, daß es die Erregung nur selektiv zur Abfuhr und zum Einsatz kommen läßt. Wenn ich sage »Ich überlasse mich allem, was mir begegnet«, so überantworte ich mich leichtfertig. Es zeigt sich darin meine Verachtung für den Teil von mir, der mich ausdrückt. Ich verachte ihn, und damit verliere ich ihn.

Wenn ich mich wahllos abreagiere, versuche ich, etwas Unangenehmes loszuwerden. Ich lasse mich nicht endgültig ein; ich gebe einfach die Energie meiner Selbstgestaltung auf. Darin drücken Selbstverachtung und Angst sich aus. Wenn ein Mann und eine Frau sich lieben, lenken sie ihren Ausdruck aufeinander, um die lustvolle Erregung aufzubauen. Sie nehmen Anteil *aneinander*. Sie sagen, »Wir gestalten *selbst* unser Leben«.

Unsere Kinder

Unsere Kinder sind Ausdruck unseres Lebendigseins und unseres Liebens. Und dennoch sind sie mehr als unser Ausdruck. Sie sind Ausdruck ihrer selbst. Kinder formen sich von Natur aus durch den Ausdruck ihrer Gefühle. Sie unterrichten sich selbst, finden ihre eigene Ordnung, regeln sich selbst und lernen vom Augenblick ihrer Geburt an.

Wenn wir unsere Kinder ermutigen, ihre Gefühle auszudrükken – ihr Lachen, ihr Weinen, ihre Neugier, ihre Zärtlichkeit und ihre Wut – entwickelt sich ihr Körper so, daß er beweglich, anmutig und ausdrucksstark wird. Sie lernen, daß die Welt ein tragfähiger Grund ist, auf dem man selbständig und unabhängig leben und wachsen kann. Durch unmittelbare Erfahrung und direkten Kontakt lernen sie, an der individuellen Gestaltung ihrer Erregung Freude zu haben.

Schwierigkeiten entstehen, wenn wir die Überzeugung hegen, wir seien die einzigen, die wüßten, was es mit dem Leben auf sich hat und wie es gestaltet werden sollte, und dadurch versuchen, unseren Kindern *unsere* Ausdrucksweisen einzuimpfen. Die älteren unter uns sagen den Jungen geradezu gewohnheitsmäßig, wie sie zu leben haben, und sie sagen ihnen damit durch die Blume, sie sollten sie nicht durch eine andere Lebensweise bedrohen. »Seid nicht auf irgendeine Weise lebendig, die wir nicht billigen.« Wir handeln den jungen

Menschen gegenüber so, als wären ihre Lebendigkeit und ihre Ausdruckskraft von vornherein unreif, als wären sie unfähig, aus ihren eigenen Erfahrungen zu lernen.

Im Namen des Wissens dämpfen und kanalisieren wir die Lebendigkeit. Unser gegenwärtiges Erziehungssystem erzeugt Verkrampfungen. Wir engen die Körper unserer Kinder ein, damit wir ihren Geist formen können. Das Schulsystem begründet einen Gesellschaftsvertrag zwischen den Kindern und den Lehrern und im besonderen zwischen Kindern und erwachsenen Respektspersonen im allgemeinen. Und dieser Vertrag ist ein unverträgliches Modell der Einschnürung. Lernen wird schmerzhaft. Lernen wird eine Pflichtübung, die Disziplin erfordert.

Ein Kind, das unter den Bedingungen eines restriktiven Gesellschaftsvertrages aufgezogen wird, lernt, daß es in den Augenblicken in Gefahr ist, in denen es am lebendigsten und sein Selbstausdruck am lebhaftesten ist. Es mag vielleicht seine Vorstellungen ausdrücken und seine Meinung äußern können. Wenn es sich aber auf der Straße so lebendig fühlt, daß es am liebsten auf andere Menschen zugehen, sie umarmen und streicheln möchte? Was passiert, wenn es sie erst berührt?

Unsere kulturelle Übereinkunft lehrt uns, vom Berühren Abstand zu nehmen. Sie lehrt, uns mit einer Rolle der Zurückhaltung zu identifizieren. Selbst unter diesen Bedingungen bewahren sich die Kinder soviel Lebendigkeit wie nur möglich, aber es wird ihnen immer mehr bewußt, daß diese Welt für ein ausdrucksfreudiges Tier gefährlich ist. Ein ausdrucksfreudiges Tier bedroht die Gesellschaft.

Aber warum sollte irgendwer sich die Anschauung zu eigen machen, er sei eine Bedrohung der Gesellschaft, nur weil er lebendig und stark ist? Früher habe ich mich bei meiner Arbeit und beim täglichen Umgang mit Menschen zurückgehalten, um nur ja nie jemanden zu bedrohen. Aber durch meine Zurückhaltung bin ich mit meiner eigenen nach Ausdruck drängenden Erregung in Schwierigkeiten gekommen. Ich halte mich also nicht mehr zurück. Wenn ich für andere Menschen eine

Bedrohung darstelle, bedrohe ich sie eben. Wenn sie sich vor mir abwenden, so ist das in Ordnung. Was soll ich machen? Ich bin zuallererst Mensch und dann Heiler.

Ich lebe jeden Tag das, was in meinem Leben gegenwärtig ist. Ich nehme Anteil an dem, was ist. Ich sterbe auch jeden Tag. Ich lasse sterben, was ich nicht brauche – und das wird meine Vergangenheit. Die Natur stellt uns dieses gleichzeitige Leben und Sterben vor Augen und zeigt uns das Paradoxon der stetigen Unstetigkeit, der Bildung und Auflösung von Form. Ausdruck ist Selbstbefreiung. Wenn ich mich selbst ausdrücke, nehme ich tätig Anteil an anderen Menschen und verbinde mich mit meiner Umwelt. Und das ist mir eine Lust. Ich schmiede meine Erregung auf dem Amboß der Erfahrung und des Ausdrucks. Erfahrung und Ausdruck formen mein Selbst ebenso wie ich meine Welt forme.

Ausdruck

Leben heißt, sein Selbst ausdrücken. Das sich ausdrückende Selbst ist das formbildende Selbst. Wenn wir uns ausdrücken, müssen wir uns selbst mehr gestalten, müssen wir tiefer erleben. Aber dennoch sind wir uns im Akt des Selbstausdrucks unserer selbst im bewußten Sinne nicht gewahr. Diese Art von Gewahrsein kommt erst *später*. Selbstgewahrsein entsteht, während wir uns nach einer bedeutsamen Äußerung unseres Lebendigseins wieder sammeln, zurückhalten und verstärken. Ausdruck ist das Ergebnis ausgebreiteter Erregung, das Aus-drücken dessen, was wir in uns aufgenommen und in uns enthalten haben. Die Erregung unseres Menschseins versucht fortwährend, unser Verlangen zu stillen, indem sie sich in pulsierenden Wellen nach außen drückt – uns mit Umwelt und die Umwelt mit uns erfüllt. Unsere Erregung tritt immer dort in Erscheinung, wo wir sie am wenigsten durch Grenzen einschränken. Und unsere Grenzen sind dort am wenigsten einschränkend, wo unser Ausdruck am stärksten anwächst.

Verstehen heißt vertraut sein. Dieses Verstehen entsteht aus dem Sich-Ausdrücken. Wenn man es mit dem Anhäufen von Daten verwechselt, geht man am lebendigen Selbst vorbei. Am Anfang war Leben, nicht Wissen. Wissen ernten wir nach dem Geschehen; es ist eine Abstraktion. Es ist nicht das Wachstum der Frucht.

Wenn ich meiner selbst immerzu gewahr bin, fessele ich mich. Ich verhalte den Ausdruck meiner Erregung, ich gebe sie nicht hin, sondern lasse sie über die Stufe der Zurückhaltung nicht hinaus gelangen. Dadurch wird mein Erleben früheren Sich-Einlassens verkapselt und intensiviert. Wenn ich meine Identität auf das Bewußtsein gründe, verringere ich dadurch mein Verlangen und lasse meine Erregung ständig zu einer vergegenständlichten und stereotypen Gegenwart gerinnen. So schneide ich mich auch von meiner Zukunft ab, deren Quelle mein ständiger Hunger nach dem Erleben meiner selbst und anderer Menschen ist. Wenn ich mich selbst ausdrücke, nehme ich die Selbsterkenntnis nicht so wichtig. Aber ich gebe mich nach wie vor der Selbsterfahrung hin. Ich setze auf meinen Gestaltungsdrang und bin bereit, meine Vorstellungen von mir zu ändern, anstatt mich an einen vorgefaßten Plan zu klammern.

Wissen ist nichts Schlechtes. Schlecht ist das unaufhörliche, unnachgiebige Bedürfnis, zu wissen, das mit einem zwanghaften Machthunger zusammenhängt. Wir in unserer westlichen Kultur ersticken das Verlangen – die Begierde nach Erfahrung. Statt dessen treiben wir Programme voran, die uns lehren, zu wissen – und wissen zu wollen. Das ist unsere schlimmste Fußangel. Wenn wir sagen »Ich muß wissen und erkennen«, wenn wir unsere Identität danach ausrichten, was wir beweisen bzw. nicht beweisen können, bauen wir einen steinernen Wall um unser Selbst. Wir sagen damit, »Es kann nicht *sein,* ehe ich nicht die Tatsachen kenne«. So untergraben wir die emotionalen Bedürfnisse im Leben.

Wissen kommt aus der Erfahrung. Wissen als Ziel, ohne Zusammenhang mit dem Leben, oder als angepriesener Lebensstil ist ein schwacher Ersatz für das Erleben. Dennoch wollen viele Menschen ihr eigenes Leben nicht gestalten. Sie ziehen es vor, darüber aufgeklärt zu werden, wie sie leben sollen.

Die Sprache des Ausdrucks

Der formbildende Prozeß hat drei Phasen: Erweiterung, Innehalten und Ausdruck. Wenn ich mit jemandem arbeite, gehen wir durch diese drei Phasen hindurch. Zuerst fordere ich den Betreffenden auf, seine Bewegungen irgendwie über das Gewohnte hinaus zu erweitern. Dann bitte ich ihn, sein Tempo zu verlangsamen, die auftauchende Gestalt zu bewahren und zu genießen – dadurch vermeide ich, daß die ungewohnte Aktivität ihn davonträgt. Schließlich fordere ich ihn auf, sich erneut auszudrücken und diesmal seine neuen Gefühle und Wahrnehmungen in sein Tun einzubauen.

Die Phase der Weitung im Ablauf der Selbstgestaltung ist größtenteils vorbewußt und vorpersönlich. Wer sich aktiv erweitert, ist sich gewöhnlich seiner Beteiligung nicht bewußt. Es ist möglich, daß er sich ihrer bewußt wird, aber häufiger tritt ein Gewahrsein nicht ein, bevor er die Grenzen seiner Erweiterung erreicht oder gegen etwas stößt, das nicht er selbst ist.

Wenn der betreffende Mensch am Endpunkt anlangt, wenn er anfängt, sich selbst zu hemmen und zu sammeln, spürt er allmählich seine Grenzen. Er weiß immer besser, wer er ist. Er entdeckt allmählich, »das bin ich, und jenes bin ich nicht«. Und seine Gefühlsantwort auf diese Entdeckung ist entweder Angst oder verstärkte Erregung; er zieht sich entweder zurück, um weniger in sich behalten zu müssen, oder er versucht, so viel wie möglich einzubehalten.

Zurückhaltung, Innehalten geschieht sowohl von selbst als auch vom Selbst hervorgerufen. Denken Sie nur an das Herz: wenn es sich ausreichend mit Blut gefüllt hat, zieht es sich zusammen. Oder an den Magen: Wenn Sie genug gegessen haben, hören Sie auf zu essen. Wenn man sich genug mit Laufen und Spielen vergnügt hat, hört man damit auf und ruht sich aus. Wenn wir miteinander arbeiten und deine Erregung sich ausgebreitet hat, widerstrebt es dir an einem bestimmten Punkt, die Bewegung fortzusetzen, die zur Erweiterung führt. Du fühlst allmählich, wer du bist und wer ich bin, und dieses Gefühl wird immer stärker. Und dann *weißt* du, wer du bist, und du beschließt vielleicht, dies mitzuteilen und die in dir enthaltene Erregung freizusetzen, damit sie in der Welt blühen kann.

Die Sprache des Selbstausdrucks, unser *Ja* und unser *Nein*, wird aus dem Schoß der Selbst-Verhaltung geboren. Wir können wählen, ob wir in die Luft springen oder stillsitzen wollen. Wir können entweder lachen oder weinen oder singen oder schweigen. Was wir auch tun, um uns selbst auszudrücken, wir sagen damit – wenigstens indirekt –: »Ich spüre mich so sehr, daß ich einfach etwas ausprobieren werde. Ich riskiere ein *Ja* oder ein *Nein,* und dann werde ich ja sehen, was dabei herauskommt.« Wir sagen also *ja;* oder wir sagen *nein.* Und wir wirken auf die soziale Welt ein und lassen sie auf uns einwirken – und fördern die Begegnung mit dem Bewährten und dem Unerprobten, dem Vertrauten und dem Unvertrauten, während wir uns selbst gestalten.

Wenn wir Erregung äußern, die wir einbehalten und verstärkt haben, ändern sich allmählich unsere Beziehungen zu anderen Menschen. Sie reagieren empfindsam auf die Eigenart unseres Ausdrucks. Wenn er sie erschreckt, weichen sie zurück. Oder sie sehen ihn sich von weitem an. Wenn sie eine entsprechende Schwingung in sich fühlen, öffnen sie sich ihm, und dies vertieft und belebt die Verbindung zwischen uns.

Während einer Gruppensitzung konnte einer der Teilnehmer zum ersten Mal stehen, ohne sich zusammenziehen zu müssen, um aufrecht zu bleiben. Er erlebte einen ungeheuren Strom von Empfindungen und Gefühlen, und es war geradezu ansteckend. Eine junge Frau, die in seiner Nähe saß, sagte, sie könne fühlen, wie die Wellen seiner Erregung gegen sie anbranden und durch ihren Körper fluten. Da sein Strömen nicht aufhörte, *erkannte* sie ihn allmählich; sie fing an, Fühlung mit ihm aufzunehmen und dann eine Verbindung zu ihm herzustellen. Und dann erkannte sie sich selbst in der gleichen tiefempfundenen Weise. Für sie war es eine Offenbarung, ein Geben und Nehmen überströmender Erregung von innen und von außen.

Ich arbeite bei meinen Klienten ziemlich viel mit der Atmung. Ich fordere sie oft auf, sich einfach auf die Liege zu legen und zu atmen. Ich beobachte sie, wie sie ein- und ausatmen, ein und aus, und allmählich bemerke ich eine pulsierende Welle, die eine besondere Gefühlsladung hat. Niemals gleicht ein Atemzug dem anderen. Sie können einander ähnlich sein, aber sie sind nie gleich. Jede Verbindung, die man durch das Ein- und Ausatmen mit der Umwelt herstellt, unterscheidet sich von der vorangehenden.

Atmen ist ein wunderbarer Vorgang. Es ist eine Brücke zwischen zwei Welten. Es übergreift die ganze Spanne zwischen Steuerung und ungesteuertem Geschehenlassen, zwischen dem Anerzogenen und dem nicht Anerzogenen. In der Welt der Zivilisation atmen wir zurückhaltender. In der Welt der Natur atmen wir freier.

Zwischen Atmungsart und Individualität besteht ganz offensichtlich eine enge Beziehung. Kurz nach der Geburt unserer Tochter machte das Atmen ihre Haut ganz rosig, und wir konnten tatsächlich mit ansehen, wie sie zum Individuum wurde. Sie war ein unpersönliches Geschöpf bis zu dem Augenblick, in dem sie zum ersten Mal tief Luft holte. Und das trifft auf alle Menschen zu. Ein Mensch, der nicht tief einatmet, wird sich nicht voll begeistern, wird keine Inspiration finden und das Einströmen seiner Umwelt in ihn nicht annehmen. Ein Mensch, der sich am Ausatmen hindert, wird sich nicht ganz hingeben, sich nicht seiner Umwelt anvertrauen. Ein Mensch, der nicht tief atmet, schränkt seine Individualität ein.

Die Brustatmung ist himmelwärts gerichtet; die Bauchatmung erdwärts. Wenn ich mit jemandem arbeite, lenke ich mein Augenmerk auf den Bereich, in dem seine Atmung eingeschränkt ist. In der Kindheit herrscht die Bauchatmung vor. Je mehr sich die Atmung in den Brustraum hinein erweitert, desto mehr lernt das Kind, sich zu behaupten. Je mehr sich die Atmung in den Beckenbereich hinein erweitert, desto sicherer wird das Kind seiner selbst und desto mehr nähert es sich seiner Sexualität. Menschen, die sich nicht zu weinen oder zu schreien getrauen oder Angst vor dem Ich-Gefühl haben, hemmen die Brustatmung. Menschen, die sich vor der Sexualität fürchten oder sich gern über sich selbst Sorgen machen, hemmen die Bauchatmung.

Wir sind zum Atmen geboren und bilden unsere eigene Art zu atmen aus. Wer sich unterwürfig verhält, schränkt den Spielraum seiner Atmung ein. Ein hysterischer Mensch übertreibt seine Atmung bis zum Keuchen. Der Langstreckenläufer vertieft seine Atmung. Wenn es sich machen läßt, versuche ich, die Atmung meiner Klienten mit anderen Formen des Ausdruckshandelns zu verbinden. Wenn jemand tiefsitzende Verspannungen in der Brust hat, helfe ich ihm, seine Atmung in diesen Bereich hinein zu erweitern, damit Gebärden und Laute der Selbstbehauptung und der Selbstachtung aufsteigen können, ohne mechanisch zu sein. Wenn jemand im Beckenbereich Verspannungen hat, setzt das Atmen in diesen Bereich hinein Gefühle der Sinnlichkeit und der Erdverbundenheit frei, die er dann leben kann.

Weinen

Atmen erleichtert das Weinen, und bei unserer Arbeit wird viel geweint. Die Menschen weinen nicht nur um der Katharsis willen; sie weinen vor Freude, weil sie mit sich selbst mehr in Fühlung gekommen sind. Im Weinen drückt sich die ganze Spannweite menschlicher Gefühle, vom Kummer bis zur Ekstase, aus. Sogar das Lachen leitet sich vom Weinen ab. Wenn man jemanden beobachtet, der vor Schmerz oder vor Wonne weint, kann man sehen, daß der ganze Mensch sich in rhythmischer Weise aufbäumt. Das ist deshalb interessant, weil das Weinen im Gegensatz zu anderen Ausdrucksformen die unwillkürlichen, pulsierenden Urbewegungen fast immer hervorruft. Wut erreicht das im allgemeinen nicht. Wer in der Lage ist, Wut auszudrücken, ist nicht notwendigerweise auch bereit, zu weinen. Wer sich nicht weinen läßt, läßt sich auch seine eigene Freiheit nicht erleben und leben. Wer nicht weinen will, teilt sich nicht ganz mit.

Wenn man mit Kindern zusammen ist, fällt einem auf, daß sie jedwedes Gefühl durch eine Art Aufschrei ausdrücken. Ihr Schrei ist die Stimme ihrer körperlichen Frische, und in dieser Hinsicht unterscheiden sich Erwachsene nicht von Kindern. In demselben Maße, wie wir fähig werden zu weinen, wird unser Körper fähig, unser Selbst auszudrücken. Wenn wir wieder weinen lernen, wächst in uns die Bereitschaft und die Fähigkeit, freudvoll zu lieben.

Wir kommen mit einem Schrei auf die Welt, und von diesem Augenblick an ist unser Schreien oder Nicht-Schreien wesentlicher Bestandteil unserer Formbildung. Wer nie aufschreit, findet nie Gehör. Das Gebrüll des Kriegers, der Ruf des Liebenden, der Schrei des Opfers ruft eine menschliche Antwort hervor – und wird auch von den Göttern erhört.

Der Schrei ist die Mutter allen Gefühlsausdrucks: des Wutgeheuls, des Jammerns, das von Traurigkeit erfüllt ist, der zärtlichen Seufzer, des Hungergebrülls, der Freudenschreie. Wer nie schreit, bekräftigt damit, daß seine Starrheit sich nie erweicht, daß er nie genügend beeindruckbar wird, um sich neu zu formen.

Bedürfnisse

Natürliche Bedürfnisse – auf jemanden oder etwas zugehen, spielen, berühren, saugen, lieben, schmecken, weinen und schreien – erfüllen uns mit der Kraft, die uns in die Welt hinein erweitert, damit wir in ihr Befriedigung finden. Menschen, die chronische Haltungen und gleichbleibende Strukturen nicht aufgeben, engen ihre Gefühle ein und beschränken ihr Verlangen nach Lust. Sie lassen nicht zu, daß ihnen etwas passiert. Häufig wissen sie das gar nicht. Viele Menschen sagen, sie haben bestimmte Gefühle, und gleichzeitig können ihre Körperreaktionen sehr deutlich zeigen, daß sich ihre Wünsche von den Vorstellungen, die sie von ihnen haben, ziemlich unterscheiden. Wir sind heutzutage in diesen Dingen viel aufgeklärter, aber es kommt immer noch vor, daß mir jemand tatsächlich sagt, er sei vollkommen ruhig, während er die Zähne zusammenbeißt und die Fäuste ballt.

Wir sind immerzu Wirkkräften ausgesetzt. Impulse steigen in uns auf; neue Wünsche begrüßen uns jeden Tag. Die meisten dieser Regungen gehen unter; sie sind nicht stark genug, um die Verdichtungen unseres Selbst zu durchdringen und unsere Aufmerksamkeit auf sich zu ziehen. Sie brechen kaum je in unser Leben ein, es sei denn, sie haben lebensentscheidende oder übermächtige Dimensionen. So versäumen wir unzählige Gelegenheiten, unser Leben zu bereichern.

Jeder von uns ist ein Meer von Bedürfnissen, eine fortwährende Abfolge von Antrieben, die wir meistens ritualisieren und deren Kraft wir mehr oder weniger beschneiden. Und wir werden zu Robotern, es sei denn, wir finden Mittel und Wege, unsere Routine zu unterbrechen. Eine Unterbrechung erschüttert unser Gleichgewicht, wirft uns aus dem Bett unserer Gewohnheiten und läßt uns die Welt eingespielten Verhaltens verlassen. Wenn unsere Grenzen belastet werden, reagieren wir und entwickeln neue Antriebe.

Unsere Impulse »stacheln« uns immerzu wie kleine Pfeilspitzen »an«: potentielle Lustbringer. Aber die meisten Menschen brauchen Lebenskrisen, die sie aus ihren festgelegten Bahnen schleudern. Daher ist es ab und zu nötig, daß andere Menschen unsere Grenzen öffnen, bis wir erkennen, daß dies auch unsere eigenen Wünsche und Bedürfnisse für uns tun. Sie lösen unsere Form auf und formen uns neu.

Tom war klein, stark behaart, er hatte einen faßförmigen Brustkorb und eine sehr straff gespannte Muskulatur. Er war ein Schwätzer und ausgesprochen stolz darauf, daß er so zäh und realistisch war. Er nahm an einer Gruppe teil, die an der Fähigkeit arbeitete, Gefühle auszudrücken; er hatte nämlich das Gefühl, er sei für andere Menschen nicht offen und bereit genug.

Tom: ... ja, darüber bin ich mir im klaren. Aber ich glaube, ich habe doch einige Gefühle für die alte Dame und die Liebe, die sie mir schenkt. Ich war im vergangenen Jahr auch in einer völlig neuen Umgebung, und ich glaube, daß –

Stanley: Moment mal! Du hast einen Klugscheißer in Dir. Und dieser Klugscheißer hat in den letzten zwanzig Minuten jeden Schritt untergraben, den Du auf Dich selbst zu getan hast. Mir wäre lieber, Du würdest diese mißtrauische Seite etwas hervorkehren, anstatt uns immer wieder mit »Ja-aber« hinzuhalten, Deinen Kopf auf die Seite zu legen und uns aus dem Augenwinkel geduldig anzuschauen. Du könntest einfach mal sagen: »Ich glaube das nicht; ich erlebe es nicht.«

Tom: Ja, aber vielleicht willst du mir deinen Trip aufdrängen, und vielleicht taugt der für mich zur Zeit gar nicht. Ich weiß nicht, ob mir irgendwas in diesem Workschop helfen kann. Ich habe sowieso das Gefühl, daß du ein Spielchen spielst. Und ich habe das Gefühl, daß du in deinem Kopf bist, Stanley.

Stanley: Das fühlst du nicht; das denkst du.

Tom: Ich habe mich ein bißchen traurig und ängstlich gefühlt.

Stanley: In bezug auf was?

Tom: Darauf, daß ich nicht fähig bin, an dich heranzukommen.

Stanley: Könntest du das körperlich ausdrücken? Etwas dramatischer?

Tom: Ich versuch's. Aber ich glaube, es fällt mir schwer ... mit dem zu arbeiten, was ich fühle.

Stanley: Ist dir klar, wie du deinen Kopf im Augenblick hältst? Du hast ihn nach hinten geneigt, und deine Augen schauen nach oben? So hält sich jemand, der stolz oder voller Verachtung und Abscheu ist – du schaust auf uns herab, als ob du am liebsten kotzen würdest.

Tom: Willst du, daß ich kotze?

Stanley: Wenn du das tun willst, dann tu's!

Tom: (macht laute Kotzgeräusche) ... Gut so?

Stanley: Ok, leg' dich hin und zieh' dein Hemd aus. Halte die Arme seitlich hoch, als ob du sie nach jemandem ausstrecken würdest. Mach' deinen Mund auf und atme. Und lasse einen Ton kommen: Aaaaaahhh! Mach' weiter so.

Tom: Aaaahh! Aaaaaaahhh!!

Stanley: Spürst du ein Zittern?

Tom: Ich spüre es hier im Hals und auch noch etwas tiefer, wie Sehnsucht. Aaaaaaahhh! Aaaaaaahhh! Es sitzt im oberen Brustbereich. Aaaaaaahhh! Im Hals ist es angenehmer als in der Brust.

Stanley: Sag den Satz »Warum antwortest du mir nicht?«

Tom: Warum antwortest du mir nicht? Mir!

Stanley: Wo erlebst du das? Und wie?

Tom: Hier, in der Brust ... ein Schmerz ... Verdammt nochmal, antworte mir!

Stanley: Sag' jetzt: »Ich bin enttäuscht«. Mehrmals.

Tom: Ich bin enttäuscht. Ich bin enttäuscht, enttäuscht ... Meine Lippen zittern ... Ich möchte so gerne den Menschen nahekommen und es gelingt mir nie.

Als sich das Zittern über seinen Körper ausbreitete, fing Tom an, heftig zu weinen. Sein Mund und seine Arme waren voller Verlangen. Die Tatsache, daß ich diesen Mann unterbrach und ihn an seinem »Ja – Aber« und seiner Klugscheißer-Haltung hinderte, regte ihn an, mehr von sich zu erfahren. Er ließ sich von seinen Gefühlen unterbrechen. Er erlebte seinen Drang nach Ausdehnung. Er war in der Lage, zu weinen. Bis dahin hatte ihn seine Überheblichkeit vor seinem Verlangen in einer Weise bewahrt, daß er sich nicht selbst gestalten konnte, um seine Befriedigung zu vertiefen.

Offenbarungen

Claude

Claude fokussiert mit den Augen nicht, er schaut niemanden und nichts wirklich an. Das verringert die Angst, die er in den Augen empfindet. Er hat Angst zu sehen und gesehen zu werden. Wenn ich ihn geradewegs anschaue, hat er das Gefühl, zu schrumpfen.

Als er seine Hüften bewegte, baute sich in seinen Beinen und im Becken allmählich Erregung auf und äußerte sich als Jucken. Das Jucken rief Wut hervor. Claude reagierte mit Treten. Nach kurzer Zeit fing sein Becken an, unwillkürliche Bewegungen zu machen, aber es waren nicht so sehr wellenförmige, lustvolle Bewegungen mit Hüften, Beinen und Füßen, sondern vielmehr Stöße, bei denen das Becken mit den Muskeln der Kreuz- und Lendengegend eine starre Einheit bildete. Er schien von seiner Erregung wegkommen zu wollen, indem er sich zusammenpreßte. Als ich ihm vorschlug, aufzustehen und das Becken rhythmisch zu wiegen, sein Verlangen, seine Hingabe und sein Sich-Zurücknehmen und Sich-Sammeln darin auszudrücken, schob er es vor und zog es ruckartig zurück. Er meinte, dies zeige, wie stark er sei. In Wirklichkeit offenbarte es seine Ängstlichkeit, seinen äußersten Mangel an Vertrauen.

Er krampft sein Zwerchfell zusammen. Er weicht zurück, preßt die Lippen zusammen und macht den Hals eng, um die Erregung zu verringern, die ihm Angst macht. Wenn ich ihn auffordere, seine Wut auszudrücken, zu schreien und zu brüllen. lautete seine Antwort meistens: »Ich kann es nicht. Ich kann nicht. Ich habe Angst, die Beherrschung zu verlieren. Vielleicht würde ich ja jemanden umbringen oder schließlich deswegen selber umgebracht werden.« So klemmt er sich ein, und dann deutet er seine Beklemmung als Ohnmachtsgefühle.

Er hält seine Energie mit aller Kraft im Kopf fest. Wenn er sie freisetzt, wird ihm schwindlig, und er hat Schwächegefühle, die ihn mit Todesahnungen überfluten. Also zieht er sich noch mehr zusammen.

Immer wenn wir anfangen, vertraut miteinander zu reden, hört er auf, tief zu atmen und macht sich steif, damit er sich nicht fühlen muß. Er spannt sich an und drückt mit seiner Haltung aus: »Ich kann es aushalten! Ich werde es tun!« Aber das verdeckt nur mühsam ein viel tiefer sitzendes Gefühl, das lautet: »Es nützt ja doch nichts? Ich kann nicht. Ich trau mich nicht.«

Ich konnte diesem Mann nicht so helfen, wie ich es gern getan hätte. Damals habe ich nicht wirklich verstanden, daß er ohne seine Beklommenheit zusammenbrechen würde. Es war mir nicht klar, wie tief seine Unterlegenheitsgefühle saßen. Als er sich allmählich mir gegenüber mehr behauptete, gab ich nicht genug nach, um die Vertrauensbildung bei ihm zu fördern. Ich rechtete mit ihm und verstärkte dadurch seine alte Leidenschaft, sich zu unterwerfen.

Sarah

Sarah klagt über Magenschmerzen, Trockenheit in der Scheide und Schmerzen im Kreuz und im Hals. Sie hat Magenkrämpfe, die so aussehen, als versuchte sie, den Darm zu entleeren. Sie sagte, sie sei außer sich.

Ihre Oberschenkel waren oberflächlich recht schlaff, aber innen, um die Knochen herum, waren die Muskeln spürbar angespannt. Ich drückte auf die Oberschenkelmuskulatur, dadurch vertiefte sich ihre Atmung. Sie sagte, sie fühle ein leichtes Zittern im Becken.

Als ich sie aufforderte, ihr Becken zu schaukeln, konnte sie es nicht. Sie machte ihre Wirbelsäule krumm und ließ sie wieder zurückschnappen. Mit diesem Rundrücken konnte sie tiefer in den Bauch hinein atmen, der sich locker vorwölbte; er verspannte aber auch Brust, Schultern und Hals. Ihr Gesicht wurde heiß und unruhig. Sie war sich ihrer Verspannungen ein wenig gewahr, wußte aber nicht, was sie gegen ihre Selbst-Erstickung tun sollte.

Heute bat ich Sarah, sich hintenüber zu beugen und sich mit den Händen an der Wand abzustützen. Diese Dehnung lockerte allmählich die Verspannungen in ihren Oberschenkeln, und sie fing an, bei jeder Ausatmung leichte Beckenbewegungen nach vorne zu machen. Dann sagte sie, sie spüre ein warmes Strömen in den Beinen und ein Zittern im Rücken, und nun habe sie ein wenig gelernt, wie sie die Erregung leichter durch die Füße und in die Beine fließen lassen könne. Ihr Kreuz fühlte sich aber immer noch kalt an.

Heute habe ich auch begriffen, welche Beziehung zwischen der Erregtheit eines Menschen und meiner Fähigkeit besteht, seine Erregtheit im Raum jenseits der Haut zu spüren. Bisher erschwerte es mir Sarah's niedriges Erregungsniveau, ihr Erregungsfeld wahrzunehmen.

Heute ließ sie sich tiefer Luft holen, aber ihr Becken war nicht beteiligt. Sie verspannt immer noch ihre Oberschenkel. Als ich ihren Nacken massierte, damit sie mehr Empfindung in den Kopf lassen konnte, fing ihr Becken an, sich zu bewegen – aber sehr langsam und vorsichtig. Sie scheint übererregt und doch verklemmt zu sein.

Sie sagte, sie wisse nicht, was sie mit dem Becken anfangen solle; es fühle sich so an, als sei es nicht einbezogen. Ich sagte zu ihr: »Warum sollte es anders sein? Es ist wie bei einem Baby, das seine ersten Schritte tut.« Es ist bezeichnend, daß sie, nachdem sie diese Beckenbewegung erlebt hatte, ihre Wut auf mich äußern konnte, weil sie in meiner Stimme Ironie gehört zu haben meinte.

Als Sarah aufhörte, in den Oberschenkeln anzuspannen, fing sie an, zu husten. Sie bemerkte, daß sie etwas aus ihrer Brust heraushaben wollte, und ich schlug ihr vor, zu schreien. Sie tat es, und ihr Unterkiefer fing an, zu zittern. Ich fragte sie, ob sie beißen wolle, denn so sah es aus. Aber sie verneinte.
Sie sagte, sie nehme ihre unteren Gliedmaßen kaum wahr. Sie sagte, sie fühlten sich kalt und schwach an. Ich massierte ihr die Knie, Waden, Knöchel und Füße, und sie fing an, zu weinen. Ihr Weinen hörte sich wie Lachen an und war irgendwo tief in der Kehle abgeschnitten. Ihre Atmung wurde heftiger, und als sie aufstand, begann sie, zu zittern.
Jetzt spürte sie einen starken Schmerz im Kreuz. Der Schmerz machte ihr Angst, aber sie nahm ihn an und entspannte sich etwas. Durch dieses geringe Loslassen im Kreuz steigerte sich das Zittern, und die Atmung vertiefte sich noch mehr. Da sie weiterhin stehenblieb, durchströmte die Erregung allmählich ihr Becken, und sie verspürte in diesem ganzen Bereich Genuß und Befriedigung.
Plötzlich neigte sie sich vornüber und ging in die Hocke. Ihr Rücken wurde ganz starr. Sie machte ihr Becken fest. Dann ließ sie sich zu Boden sinken und weinte leise. Sie sagte zu mir, sie weine, weil sie sich durch die Ausbreitung der Erregung rundum wohl und jung fühle; das wiederum erzeuge bei ihr ein Gefühl der Hilflosigkeit. Es sei wunderbar, aber sie habe entsetzliche Angst, ihr Rücken könnte brechen.

Heute legte ich meine Hände an ihr Becken, damit sie die Verspannungen in der Hüfte leichter lokalisieren konnte. Nach einigen Schwierigkeiten gelang es ihr schließlich. Langsam und zaghaft drangen schwache Erregungswellen in ihr Becken und in ihre Oberschenkel ein. Die Atmung wurde etwas tiefer, aber ihre Kehle war deutlich zusammengeschnürt. Als ich sie an der entsprechenden Stelle berührte, atmete sie gleich viel tiefer. Dann fing sie an, zu brummen und mit den Lippen Saugbewegungen zu machen. Sie legte eine Hand auf ihre Geschlechtsteile. Später berichtete sie, das tiefe Atmen rufe Empfindungen hervor, die die Verspannungen in der Kehle, in den Augen und im Gehirn lösen könnten und ihr so ermöglichten, Lust zu fühlen.

Heute konnte Sarah mehr als je zuvor Empfindungen im Bereich der Oberschenkel und des Beckens zulassen. Das Kraftfeld um sie herum war von einem leuchtenden Grün, klar und vibrierend wie das besonnte Meer. Sie konnte spüren, wie es sie durchströmte, und sie sagte, sie sei sinnlich erregt, obwohl sie das Gefühl habe, es werde sie irgendein Unheil treffen, wenn sie sich weiterhin so ausdehne. Sie versuchte, mit Willenskraft zu verhindern, daß die Erregung in den Kopf hochstieg. Als sie stand, war sie voller Angst, atmete schnell und heftig, zitterte und rang danach, ihre Lebendigkeit loszuwerden.

Mir wurde klar, daß die gesteigerte Erregung die Angst verursachte; Sarah fürchtete nämlich, mißbilligt zu werden; sie befürchtete, andere Menschen würden ihre körperlichen Empfindungen nicht akzeptieren. Wenn sie eine Steigerung der Erregung als Bedürfnis nach Berührung, als Drang nach sexuellem Tun erlebte, konnte sie sie nicht ertragen. Sie nahm sie als Angst wahr.

Ich legte meine Hände auf sie, um ihr zu versichern, daß sie in diesem Bereich ihres körperlichen Lebens nicht allein sei. Das ermutigte sie, ihre Empfindungen als natürlich aufzufassen; und schließlich konnte sie sie in die Bewußtseinszonen ihres Gehirns einlassen.

Sarah fängt anscheinend an, sich selbst zu formen. Sie scheint in einen Körper hineinzuwachsen; jemand zu werden.

Sich zusammenziehen – sich ausdehnen

Harry suchte mich 1959 auf – er war voller Verspannungen, sein Dasein war wie in einer Art Röhre gefangen, in der für die Befriedigung, die Erweiterung und persönliches Wachstum schenken, kein Platz war. Sein Leben war eine einzige Durststrecke.

Wir fingen mit der Arbeit an seiner verkrampften Körperhaltung an, die sowohl seinem inneren als auch seinem äußeren Dasein Gestalt verlieh – die Art formte, wie er fühlte und dachte, sich bewegte und sich verhielt. Als Harry mit der Zeit lernte, seine Verspanntheit aufzugeben, ließ er sich wieder weit werden und setzte den Prozeß der Ausdehnung und Zusammenziehung wieder in Gang, der einen neuen Körper und eine neue Persönlichkeit formte.

Harry kam mit einer eitrigen Knochenmarksentzündung im Bein zu mir, die ihm schon seit mehreren Jahren Beschwerden gemacht hatte und schließlich zu einer Amputation hätte führen können. Er bezeichnete sich als Homosexuellen mit protestantischer, bürgerlicher Erziehung. Er war 39 Jahre alt, und seine größte Unzufriedenheit im Leben bestand darin, daß er weder mit einem Mann noch mit einer Frau eine dauerhafte Liebesbeziehung entwickeln konnte.

Harry's wesentlicher Ausdruck war Steifheit. Seine Steifheit war seine Art zu sein, seine Art zu handeln, seine Art zu fühlen und zu erleben. Seine Körperhaltung war zusammengedrückt und kerzengrade. Sie sah nach trotzigem Stolz aus. Dieser Stolz verdeckte jedoch, wie wir später entdeckten, das Gefühl, hilflos zu sein und leicht gegängelt werden zu können. Da Harry Angst vor seinen eigenen Schwachstellen hatte, machte er sich steif. Er war äußerst beengt und bis in die Tiefen seines Körpers hinein zusammengedrückt, als sei da ein starres Rohr, das vom Mund bis zum After reicht. Er war wie eine rundum gepolsterte Röhre gebaut, eine Röhre, die alles durchsausen ließ – oben rein, durch den Schacht hindurch und unten raus. Und ebenso schilderte er auch sein Erleben: Er fühle sich ein wenig erregt, und dann rinne die Erregung – nachdem sie kaum aufgetaucht sei – durch die Röhre hinunter und sei verschwunden.

Die stocksteife Muskulatur schränkte Harry's Beweglickeit ein. Seine Fähigkeit, sich auszudehnen, war vermindert. Ein auf Frustration ausgerichteter Mensch wie Harry gestattet sich keine Ausdehnung. Er leitet seine Energie wie bei einem Durchfall in die Welt ab, und nicht im Sinne einer Ausdehnung. Ein auf Erfüllung ausgerichteter Mensch hat keine Angst, sich zu erweitern.

Harry glich einem betagten Foetus. Sein Kopf war im Verhältnis zum Körper zu groß und seine Stirn war aufgetrieben, als arbeitete das Gehirn zu sehr. Mund und Kiefer machten einen sinnlichen, aber mißbrauchten Eindruck. Der Hals war wie von einem Joch umgeben, von einem entsetzlich einschnürenden Kragen aus Verspannungen, die die Arme vom Rumpf abtrennten. Die Arme waren spindeldürr und wirkten wie verrenkt – Hände, Handgelenke und Unterarme konnten nur begrenzt an einer fließenden, stimmigen Bewegung teilnehmen. Sie brachten zum Ausdruck, wie ein frustriertes Kind nach etwas greift und nascht. Um Enttäuschung zu vermeiden, hatte Harry absichtlich nur oberflächliche und wenige Kontakte. Er benützte seine langen Arme nicht, um weiter in die Wärme der Welt hineinzugelangen, sondern um sich etwas von der Welt zu schnappen und sich selbst herauszuhalten.

Seine Brust war unbehaart, flach und eingedrückt; ihre Hautfarbe war dunkler als am übrigen Körper. Harry atmete vorwiegend mit der oberen Hälfte des Brustkorbs, aber abgesehen davon bewegte er sich kaum. In diesem Bereich empfand Harry immer noch die Ablehnung, auf die er als Kind gestoßen war. Die abgeflachte Brust war vollendeter Ausdruck seiner tiefempfundenen Verzweiflung. Als dieser Teil seines

Körpers sich lockerte, brachen Wut, Gefühle der Vergeblichkeit und Ekel vor sich selbst aus ihm heraus. Die unteren Rippen waren weit gespreizt und deuteten damit auf eine ständige Einziehung der Magenregion hin. Harry sagte mir, ein vorstehender Bauch sei weiblich und abscheulich. »Man muß den Bauch einziehen«, meinte er. Harry spürte nicht viel im Bauch.

Die obere Hälfte seines Körpers war zusammengezogen, aber überaktiv. Im Gegensatz dazu machten das Gesäß und die Beine einen weichen Eindruck, das Gewebe wirkte jedoch schlaff. Die dicken Schichten spannungslosen Fettgewebes drückten eine Passivität aus, die über den Ring von Spannung hinwegtäuschte, der um seine Peniswurzel lag. Harry's Fußgewölbe waren hoch und verkrampft, und er preßte auch seine Beine immer zusammen, wodurch er sich so weit vom Boden abhob, wie er nur konnte. Die Knochenmarksentzündung, die nicht heilen wollte, wies unter anderem auf seine fehlende Bereitschaft hin, auf dem Erdboden Fuß zu fassen und Erregung in die Beine fließen zu lassen.

Die starre, infantile Struktur seines Körpers setzte dem, was er tun konnte und tun wollte, unverrückbare Schranken. Seine zusammengezogene Haltung engte die ihm zur Verfügung stehenden Möglichkeiten ein. Seine röhrenartige Gestalt konnte keine Lust in sich behalten, konnte kein Lusterleben ermöglichen, das über das Niveau der einfachsten, oberflächlichsten Erregung hinausging. Seine Wahrnehmung spielte sich auf nervöser Ebene ab: er erlebte Nervenkitzel anstelle von tiefer, innerer Lust, die aus dem Bauch kommt. Er kannte die Lust des Bildungsstolzes, des Ehrgeizes und des Musterknaben. Aber er fand keine Lust in der Befriedigung seines tiefsten Verlangens: nach Kontakt, nach Wärme, nach vollem Selbstausdruck und nach echter Leistung.

Harry fühlte sich wie in einer Sackgasse, das Leben erschien ihm hoffnungslos, und er kam sich nutzlos vor. Aber mit der ungeheuren Energie, die im Kopf steckte, fand er viele Gründe für sein Sosein. Sie bildeten eine Weltanschauung des eingeschränkten Strömens. Da Harry sich vor seiner eigenen Ausdehnung fürchtete, glaubte er, er müsse ein unreifes Kind sein, um gefahrlos weiterleben zu können. Dieses mächtige Bedürfnis, unreif zu bleiben, verlieh seinem Körper, seinen Gefühlen und seinem Lebensstil Gestalt.

Es war für mich eine sehr aufregende Entdeckung, als ich zwischen Harry's Aussehen und der Art, wie er sich sprachlich und handelnd ausdrückte, einen Zusammenhang herstellte.* Ich konnte allmählich sehen, daß die Angespanntheit im Rumpf die Grundlage seines zwanghaften Verhaltens bildete. Sein Inneres und sein Äußeres hatten die gleichen energetischen Eigenschaften.

Harry erzählte mir von seinen inneren Spannungen: seiner Angst vor dem Ertrinken; seiner Angst, überwältigt und verschlungen zu werden; seiner Angst, sein Glied zu verlieren; seiner Angst, zusammengepreßt und erstickt zu werden und nicht genug Platz zu haben, um sich bewegen zu können. Alles war zwanghaft. Sein Verlangen nach Kontakt war ebenso zwanghaft und stark wie sein Selbsthaß, seine Gefühle der Vergeblichkeit und Nichtigkeit. Meistens flüchtete er sich in Phantasien oder er entdeckte irgendeine Ungerechtigkeit und steigerte sich in eine hysterische Wut hinein, – aber seine Wut änderte nie etwas an der Situation, und so versank er wieder in die Verzweiflung. Er sagte, er baue Spannungen auf, um sich »lebendig zu fühlen«. Er erlebte die Erregung, die aus der Anspannung kam, als Lebendigkeit; alles andere machte ihn depressiv und gab ihm das Gefühl, dem Tod nah zu sein. Und dennoch sagte er mir: »Sobald ich eine sexuelle Spannung empfinde, habe ich den unwiderstehlichen Drang, sie loszuwerden, sie aus mir hinaus und von mir weg zu bekommen.« Er konnte es nicht ertragen, wenn er zu lange lebendig war. Er konnte die Möglichkeit einer Frustration oder Enttäuschung nicht aushalten. Also masturbierte er immer gleich an Ort und

---

* Wilhelm Reich beschreibt dieselbe Entdeckung in seinem Buch *Die Funktion des Orgasmus*. 4. Aufl., 1970, Köln–Berlin.

Stelle, oder er lief hinaus und suchte sich jemanden, den er lutschen konnte oder der ihn lutschte. An der Schule, an der er Lehrer war, verführte er sogar die kleinen Jungen. Keine Beziehung dauerte länger als ein paar Mal Ablutschen; so strukturierte Harry seine Welt. Sein Dasein drehte sich um den Mundbereich und um das Lutschen. Er lebte in einer Welt von »Saugern«.

Er war auch ein Ladendieb. Er hatte eine Leidenschaft für Geld und materielle Dinge, und wenn er in einem Kaufhaus etwas wollte, nahm er es sich sofort. Er konnte sich nicht zurückhalten. Und alles rann durch die Röhre.

Um seine Unsicherheit zu kompensieren, hatte Harry einen starken Ehrgeiz entwickelt. Er spielte gern den Politiker und liebte Macht und Kontrolle. Er war sehr parteiisch und kämpfte ständig mit Behörden und Vorgesetzten; dadurch äußerte er seine tiefsitzende Auflehnung gegen die Rolle des braven Jungen. Ein braver Junge zu sein hieß, anderen zu Gefallen sein und ihre Erwartungen erfüllen. Ein braver Junge zu sein bedeutete, nicht auf etwas zuzugehen, nicht zu fragen und zu bitten. Es bedeutete, seine Erregung einzuklemmen und sie dann schlagartig von sich zu schleudern. Es bedeutete, an sich zu reißen, was er wollte. Es widerte Harry zutiefst an, daß er so handeln mußte, und trotzdem hatte er vor der zarten Stetigkeit des Auf-die-Welt-Zugehens noch mehr Angst. Seine Hände waren zu Distanzierungswerkzeugen geworden.

Harry zeigte durchaus zarte Seiten, aber seine zwanghafte Begierde überwog die Zartheit. Seine zärtlichen Gefühle verwandelten sich in Anklammerung. Wenn er auf die Welt zuging, wurde daraus ein gieriges, zerstörerisches An-sich-Reißen, Ergreifen und Sich-Festkrallen. Selbst wenn er versuchte, zu anderen Menschen freundlich zu sein, beklaute er sie schließlich und »ver-griff« sich an ihnen.

Harry's Körper offenbarte eine Reihe nicht-bewußter organismischer Entscheidungen, die die Lebensumstände seiner Kindheit und Jugend notwendig gemacht hatten und deren Ausdruck sie waren. Um diese Bedingungen überleben zu können, hatte er gelernt, seine Erregung auf den Kopf zu beschränken. Harry's gesamter Körperausdruck war nach oben hin ausgerichtet, neigte zu einer stolzen, zerebralen Aufgerichtetheit, die durch seine die Wirbelsäule umgebende »Körperröhre« Gestalt gewann. Er floh vor seinen körperlichen Ängsten in die Welt der Begriffe und Idealisierungen. Sein Leben spielte sich in Gedanken und Phantasien ab. Seine Sexualität war auch im Kopf, in Form von Bildern, von denen er glaubte, sie würden ihm Befriedigung bringen.

Für Harry war klar, daß er seine Erregung innerhalb seiner Schädelwände gefangenhalten mußte. Die mögliche Erfahrung, die Ganzheit seines Körpers zu bewohnen, machte ihm große Angst. Er war »ent-leibt«, und es graute ihm davor, sich leibhaft sein zu lassen. Er erlaubte seiner Erregung nicht, seinen Kopf zu verlassen, sich abwärts zu bewegen und zur Erde hinab zu wachsen.

Harry's Körpergestalt hing mit seiner Vorliebe für Innendekoration eng zusammen. Er baute seine Empfindungsfähigkeit über einer stolzen Haltung und einer großen Angst vor Erweiterung auf. Und aus dieser körperlichen Verfassung heraus schuf er seine Kunst. Sie war überfeinert – ungemein erlesen. Es war keine weibliche Kraft in ihr, nichts von all der runden, starken und gewaltigen Leidenschaft der Erde und der Mutter. Seine Kunst war zerbrechlich. Ihre Formen waren dünn, ihre Linien zart, und sie kündete von einer weniger schrecklichen, aber grausam eingeengten Welt.

Harry hatte Angst zu lieben und geliebt zu werden. Seine Ejakulationen waren so gebrechlich wie seine Kunstgebilde – oberflächlich äußerst erregt, aber ohne das Gefühl voller körperlicher Beteiligung. Seine chronische Starrheit schnitt jedes Pulsieren und Strömen ab und ließ ihn nur ein leichtes Zittern erleben. Sein Gewahrsein von Gefühlen beschränkte sich auf die Sinneseindrücke und die Vorstellungsbilder, auf die Randzone seines Daseins.

Liebe bedeutete für Harry Sklaverei und Abhängigkeit. Er hatte sein Körper-Selbst der beständigen Forderung seiner Familie geopfert, sich in ihr als ungeschlechtliches Wesen zu bewegen. Er hatte seine Männlichkeit und seine Freiheit aufgegeben, indem er in die entsetzlich einengende Rolle des »netten Jungen« schlüpfte. Und er fürchtete, mehr Opfer bringen zu müssen, wieder abhängig werden, gefällig sein und sich verspannen zu müssen.

Lieben *und* Geliebtwerden brachten seine Existenz in Gefahr. Wenn ihm jemand näherkam, glaubte er, er würde nicht mehr losgelassen werden, er würde hereingelegt und versklavt werden. Er wollte gelegentlich geliebt werden. Er wollte den Stundenhotel-Sex, ohne die Stetigkeit einer längeren Beziehung. Er zog es vor, Tankwart zu spielen: Ich bediene dich; du bedienst mich. Er wollte nicht gefordert werden. Er wollte einen anderen Menschen nicht lieben, und er konnte sich selbst gewiß auch nicht lieben.

Dennoch war das große Paradoxon in Harry's Leben die Tatsache, daß sein ganzes Tun eine verzweifelte Suche nach Liebe und eine verzweifelte Suche nach dem Gefühl, geliebt zu werden, war. Er sehnte sich nach dem *Gefühl*, angenommen zu sein. Er sehnte sich nach der Liebe eines Menschen, der ihm Sicherheit und Unterstützung gab. Er wollte Wärme spüren, er wollte sich von seinen Kränkungen und Spannungen befreit fühlen, er wollte das Gefühl haben, daß jemand etwas von ihm empfängt und ihm dafür etwas gibt. Er wollte von diesen Gefühlen zehren.

Er gab vor, all dies für andere Menschen zu tun. Er arbeitete als Lehrer und pflegte zu sagen: »Ich kümmere mich um die Jungen. Sie brauchen einen Vater, und ich gebe ihnen, was ich selber nie hatte.« In Wirklichkeit nahmen sich aber die Jungen seiner an – und Harry erzählte mir das später auch. Indem er sich besorgt zeigte, wurde *er* derjenige, der geliebt wurde.

Harry selbst war es, der Liebe und Angenommensein brauchte. Aber es sich einzugestehen, fiel ihm schrecklich schwer. Er ging immer wieder aus und ließ sich lutschen und sagte dann:

»Sehen Sie, ich gebe etwas her, das akzeptiert wird.« Die Aufreißer-Sexualität drückte viel von Harry's Eigenart aus. Am meisten aber drückte sie seine verzweifelte Art aus, Liebe zu empfangen und Liebe zu geben.

Harry's Verhalten war ein Versuch, wie ein Kind Lust zu erlangen. Er hatte nie Befriedigung erlebt, hatte nie Erfüllung erfahren. Er erinnerte sich nur an die Qual der Entbehrungen. Lust spielt bei der Art, wie man allmählich sein Selbst formt, eine wichtige Rolle. Wir tun nichts, was uns weh tut, es sei denn, wir können nicht anders. Lust ist mit dem persönlichen Wachstum und der Entwicklung aufs engste verknüpft. Wenn aber unsere Selbstgestaltung erheblich behindert wird, wird unsere Fähigkeit, Lust zu erleben, ebenso erheblich behindert. Und wenn unser Handeln immer mehr mit dem Gefühl der Frustration verbunden ist, müssen wir Sonderarbeit leisten, um die Lust wieder zum Kern unserer Lebensordnung zu machen. Harry hatte große Schwierigkeiten, diese Neuordnung seines Lebens, die Umgestaltung seines Körpers zuzulassen, und dem entsprachen seine großen Schwierigkeiten, sich beim Liebesakt Lustgefühle zu gestatten. Seine Lust war auf die Abfuhr der Erregung, auf kurzfristige Kontaktaufnahme und schnelles Bedientwerden beschränkt.
Gleichwohl rührte Harrys Bereitschaft, sich zu ändern, von dem aufkommenden Gefühl her, seine Selbsteinengung erstikke ihn allmählich. Seine angestrengten Versuche, Befriedigung zu erlangen, brachten ihm keine Lust ein, und dennoch konnte er sich auf keinen anderen Lebensweg begeben. Als er in unsere Arbeit an seinem Selbst einstieg, entdeckte er bald, daß es ihm möglich war, sich zu freuen. Er erlebte, daß das Sich-Zurückhalten ihm Lust bereitete; er versuchte nicht mehr, zwanghaft seine Erregung loszuwerden, sondern fand heraus, daß es ihn viel tiefer befriedigte, wenn er mit sich selbst oder mit anderen über längere Zeit in Fühlung blieb. Auf diese Weise lernte er Schritt für Schritt, Verantwortung für sein eigenes Lebensgefühl zu übernehmen.

Am meisten befaßte ich mich bei Harry mit dem Joch, das seinen Hals umgab, mit der röhrenartigen Zusammenziehung, die seinen ganzen Rumpf betraf, und mit der Beeinträchtigung des Erregungsflusses im Becken- und Genitalbereich.

Ich fing mit der Arbeit am Becken an und half Harry, seine Passivität in dieser Region zu erkennen. Wir stießen bald auf darunterliegende Verkrampfungen, unter anderem auch auf den festen Ring um die Peniswurzel. Die zusammengepreßten Beine und der Ring von Spannungen hinderten das Gefühl der Erregung daran, in den unteren Teil des Körpers zu gelangen. Sie verhinderten auch die Wahrnehmung dieses Gefühls.

Als wir daran arbeiteten, die zusammengepreßte Haltung zu öffnen, geschah etwas, änderte sich sichtlich etwas. Erregung strömte nach unten, die Durchblutung nahm zu. Ich bat Harry, mir zu sagen, was in ihm vorging. Er meinte, er fühle sich lebendig, erlebe aber auch plötzlich Angst. Er wußte mit diesen neuen Gefühlen nicht umzugehen, und sie brachten ihn erheblich durcheinander. Er konnte nicht beim Gewahrsein seiner Lebendigkeit bleiben. Entweder wanderte er in Phantasien ab – in Vorstellungen, wie er durch den offenen Raum flüchtete; in Vorstellungen, alles zu verschlingen und verschlungen zu werden – oder er wurde ohnmächtig, um nicht mehr spüren zu müssen, wie schwer und abgestorben sich sein übriger Körper anfühlte. Genauso hatte er als Kind vermieden, sich abgelehnt zu fühlen oder die eigene Furcht zu spüren.

Das Gewahrsein steht in unmittelbarer Beziehung zur Beweglichkeit und zur Bewegungsfähigkeit. Harrys Körper wies einige Bereiche auf, die etwas beweglicher waren, wie zum Beispiel der Mund. Diese Bereiche enthielten seine Erregung; sie hatten einen guten Tonus und waren locker. Und sie waren die Bereiche seines Bewußtseins, die Orte seines Selbstausdrucks. In den anderen Regionen seines Körpers saßen Angst und Furcht, und daher hatte das Bewußtsein keinen Zutritt. Harrys unbewußte Bereiche – wie das Becken und der Hals – waren verhärtet und unempfindlich.

Wenn man tiefsitzende Muskelverspannungen hat, ist die Vorstellung vom eigenen Körper verzerrt. Wenn man ein Bild von sich zeichnet oder sich eine Vorstellung vom eigenen Körper bildet oder seinen Körper spürend durchwandert, übergeht man die Teile, die stark verspannt sind. Man empfindet sie nicht. Sie sind von der körperlichen Selbstwahrnehmung abgetrennt. Da Harry um die Peniswurzel einen chronischen Spannungsring hatte, empfand er sein Glied als nicht zu ihm gehörig. Er sagte mir immer wieder, er wünsche, es gehöre ihm nicht, es wäre ihm am liebsten, er hätte überhaupt keinen Penis.

Eine ganze Reihe von Bewegungen und Gefühlen, von Reaktions- und Entscheidungsmöglichkeiten stand ihm nicht zu Gebote. Er wußte nicht, daß es sie gab. Er wußte zum Beispiel nicht, daß er seinen Körper außer senkrecht nach oben und nach unten auch noch in andere Richtungen dehnen konnte. Er hatte keine Ahnung davon, daß er seine Schultern drehen und hinter sich schauen konnte, während sein Becken immer noch nach vorne gerichtet war. Wenn er sich drehte, drehte er sich wie um eine Angel. Die Beuge- und Streckbewegungen, die beim Umdrehen eine Rolle spielen, waren aus seinem Repertoire gestrichen, da sein Bild vom eigenen Körper sie nicht guthieß. Und so verengte er seinen Entscheidungsspielraum.

Als Harry allmählich zuließ, daß seine Erregung die Steifheit erweichte, wurde er sich auch der Angst bewußt, die ihn veranlaßte, sich steif zu machen. Aber er brauchte einige Zeit, um ein neues Körperimage zu entwickeln; erst dann war er in der Lage, sich das Gefühl der Lebendigkeit zu erhalten, ohne der Angst nachzugeben.

Wenn Energie in den Brustbereich strömte, merkte er zunächst, ohne daß sich ein Gefühl in ihm regte, wie sehr es ihm an Liebe fehlte; dann brach er in Tränen aus, und schließlich wurde er wütend oder deprimiert oder beides. Strömte Energie ins Becken, entwickelte sich zuerst ein Gefühl des Ekels vor sich selbst und seinem Geschlecht und dann eine heftige Angst. Harry entdeckte, daß er sowohl befürchtete, eine Erektion zu bekommen, als auch, keine zu bekommen. In seinen hilflosen Momenten machte er deutlich, wie stark sein Bedürfnis war, zu saugen und zu lutschen und alles mögliche an sich zu reißen. Manchmal wurde er bewußtlos und machte hysterische Bewegungen mit dem Körper. Dann drohte er wieder, mich anzugreifen, was seinerseits dazu führte, daß er sich selbst, dem Selbst, das er haßte, Schaden zufügen wollte.

Eines Tages erzählte er mir eine erstaunliche Geschichte. Ich erinnere mich nicht mehr, wie es dazu kam, aber er berichtete jedenfalls folgendes: »Mit siebzehn meldete ich mich freiwillig zur Marine. Ich kam nach Hause und sagte es meiner Mutter, und in dieser Nacht lagen wir gemeinsam in einem Bett. Sie lag unmittelbar neben mir, ihr Hintern vor meinem Bauch. Und ich war dermaßen erregt, dermaßen geladen, daß ich beinahe aus der Haut gefahren wäre. Ich konnte mich nur noch abstumpfen.« Ich fragte ihn, wie er sich stumpf gemacht habe, und er antwortete: »Ich habe mich innerlich überall steif gemacht.« Er wagte es nicht, eine Erektion zu haben, also verspannte er sich und schuf die Einschnürung an der Peniswurzel, die den Penis der Berührung entzog. Er erstarrte und nahm nichts mehr wahr.

An diesem Punkt begriffen wir beide, daß Harry zwar das Erregtwerden zulassen konnte, aber nicht die Umwandlung der Erregung in Gefühle und Handlungen. Wir gelangten beide zu der Erkenntnis, daß man unheimlich erregt sein und kaum etwas spüren kann. Eine Stufe der formbildenden Sequenz wird übersprungen. Die Stufe des Innehaltens, des Bewahrens, fehlt fast ganz, und der betreffende Mensch steuert direkt von der erregungsgeladenen Weitung auf die reflexhafte, zusammenhanglose Entladung zu – auf den Reiz hin erfolgt schlagartig die Reaktion. Mit Harrys eigenen Worten: »Wenn ich mich erregt fühle, muß ich es loswerden.«

Die Frauen in Harrys Familie überhäuften ihn mit erregend wirkender Aufmerksamkeit – sie neckten und kitzelten ihn. Wenn er aber die Erregung anwachsen ließ, lehnten ihn die

Frauen ab. So lernte er, vor der Erregung Angst zu haben und sie schnell wieder loszuwerden, damit er in Sicherheit war. Er bildete die Röhre aus, die nichts behielt. Wenn er die Röhre beibehielt, konnte er sich von drohenden Gefahren befreien. Dann aber *fühlte* er sich wie abgestorben. Harry konnte so deprimiert sein und sich so un-lebendig fühlen, daß er immer wieder in Panik geriet; dann lief er hinaus und suchte sich jemanden zum Lutschen, jemand, an dem er sich wieder aufladen konnte.

Wir haben wirklich viel miteinander durchgemacht. Aber nach mehreren Monaten fing Harry an zu spüren, daß unter all seiner Hysterie große Sehnsucht, Traurigkeit und Leere waren. Er gestattete sich allmählich, diese Gefühle zu erleben und den qualitativen Unterschied zwischen Erregung und Gefühl zu erfahren. Als er so tief entspannen konnte, daß er seine innere Leere spürte, erkannte er Schritt für Schritt, wie verarmt und unterernährt seine Gefühlswelt eigentlich war.

Er erzählte mir eine weitere Geschichte. Seine Mutter zog sich gewöhnlich aus und ging zum Waschbecken, um sich zu waschen. Harry liebte es, sie dort nackt zu sehen; er masturbierte meistens, während er ihr zuschaute. Eines Tages wollte er einen intimeren Kontakt zu ihr herstellen und richtete es so ein, daß sie ihn beim Masturbieren ertappen würde. Er lag direkt vor der Badezimmertür auf dem Sofa. Seine Mutter kam aus dem Badezimmer, sah, wie er gerade kam und sagte keinen Ton. Sie ging an ihm vorbei, als sei nichts geschehen. Das hat er ihr nie verziehen.

Harry fühlte sich von den Frauen in seiner Familie zutiefst und unmittelbar betrogen. Als Baby wurde er mit einer Pipette gefüttert. Seine Mutter war fordernd und gewaltsam; sie drohte ständig, ihm die Liebe zu entziehen, die sie ihm nie wirklich geben konnte. Aber es war nicht nur seine Mutter. Auch seine Tanten lästerten früher immerzu über die Männer, die sie in ihrem Leben hatten. Sein Vater war davongelaufen und seine Onkel waren im Weltkrieg Soldaten geworden; die Frauen saßen gern irgendwo im Haus beisammen und machten die Männer schlecht. Jede Art von Männlichkeit schien durch ihr übles Gerede unannehmbar. Harry erinnerte sich zum Beispiel, daß sie ihm Mädchenkleider anzogen. Er war schrecklich wütend deswegen. Aber seine Angst, abgelehnt zu werden, war noch stärker als seine Wut, und so lernte er, sich wie ein Mädchen zu bewegen – um bei den Frauen Anerkennung zu finden. Er lernte auch, so zu denken wie sie. Er sah in allen Männern schwache Sklaven, die unfähig waren, sich selbst treu zu sein. Harry entzog sich der Sklaverei des Mannseins, schlüpfte in die sexuelle Rolle eines weibischen Kindes und befreite sich dadurch von der Last, Ehemann und Ernährer einer Familie zu sein.

Unsere gemeinsame Arbeit verhalf Harry zu der Entdeckung, daß seine homosexuelle »Freiheit« Sklaverei war. Er erkannte, daß er sich zum Sklaven seines Bedürfnisses nach Gelegenheitskontakten gemacht hatte und daß er in dem Konflikt befangen war, der zwischen seinem Wunsch, Frauen gegenüber gefällig zu sein, und seiner Empörung über jegliche Verpflichtung zur Gefälligkeit bestand. Als wir Übungen machten, die ihm helfen sollten, Beine und Becken mehr zu erleben, spürte er allmählich, daß Lieben Eindringen bedeutet und daß Geliebtwerden heißt, durchdrungen zu sein. Er sagte, er habe bisher immer vermieden, in jemanden einzudringen, selbst in seinen Begegnungen mit Männern. Er hatte es vorgezogen, sein Rückgrat zu versteifen und zu lutschen.

Zu einem späteren Zeitpunkt machte Harry mit einigen Lehrerinnen Urlaub, und es gelang ihm, mit einer von ihnen ins Bett zu gehen. Aber es fiel ihm schwer, beim Lieben mitzutun. Er hielt immer noch ziemlich viel Groll in seinem Körper fest. Er hatte immer noch das Gefühl, die Frau verdiene es nicht, von ihm geliebt zu werden, während er durchaus Anspruch auf Liebe habe. Es war ihm zuwider, die Rechnung zu bezahlen; er war empört darüber, seinen Samen hergeben zu sollen. Er konnte vor allem nicht ausstehen, eine – wie er es sah – Leistung erbringen zu müssen. Er konnte sich nicht ausreichend entspannen, um zu verstehen, daß der Liebesakt mit einer Frau etwas anderes als Leistung ist.

In unserer gemeinsamen Arbeit habe ich stets den erdwärts gerichteten Erregungsfluß gefördert; in diesem Zusammenhang forderte ich Harry immer wieder auf, seine Verspannungen etwas zu lösen, um eine neue Art von Erfüllung zu ermöglichen. So wie die Dinge lagen, hatte Harry nur zwei Möglichkeiten, die abwärts gerichtete Bewegung seiner Erregung auszudrücken. Die eine war, sie durch die Röhre abzulassen, und die andere, sie festzuhalten und in einem steifen Körper zu blockieren. Beide waren unbefriedigend. Wir arbeiteten deshalb an der Entwicklung von Strukturen, die ihn selbst erleben lassen würden, daß das Becken für viele Gefühle ein besseres »Behältnis« ist als der Kopf. Dies bedeutete, daß Harry bereit sein mußte, seine alte Welt sterben zu lassen – die Welt, die er nur in der Senkrechten geformt und die er so starr gemacht hatte. Gleichzeitig mußte er auch willens sein, seine neue Welt Platz greifen zu lassen und sie sowohl nach der Höhe und Tiefe als auch nach der Breite zu erforschen.
Zu seiner großen Überraschung ließ Harry allmählich locker und akzeptierte, daß die Erregung in sein Becken einströmte. Er konnte jetzt begreifen, daß frühere Entscheidungen die Wege der Selbstgestaltung geprägt hatten, die er eingeschlagen hatte. Er vermochte auch einzusehen, daß man die unmittelbare Wirklichkeit erfahren kann, ohne sich auf frühere negative Konditionierung zu beziehen.
Früher hatte Harry seine Neigung zu Überreaktionen mit dem Etikett »Sensibilität« versehen. Er sah sich als Angehöriger der Elite. Als er jedoch den Spannungsring um seinen Penis lockerte und allmählich spürte, daß er mit einem Schwanz verbunden war, fing er an, sich von der Vorstellung zu lösen, er würde immer sanftmütig und sensibel bleiben. Er fühlte die Stoßkraft seines Beckens und seines Gliedes und interessierte sich plötzlich für den Vorgang des Eindringens. Er fühlte sich angeregt, seine Durchsetzungskraft auszudrücken.

147

Eines Tages vollzog sich eine große Veränderung. Ich bat Harry, eine Stellung einzunehmen, bei der er sich überstrekken, d. h. mit nach vorne ausgestreckten Armen sich hintenüberlehnen sollte. Plötzlich entkrampfte sich sein Bauch und er fing an zu schreien. Er konnte nicht mehr atmen, geriet völlig in Panik, seine Gesichtsfarbe wechselte ständig und schließlich brach er zusammen. Es handelte sich nicht um eine seiner üblichen Ohnmachten. Harry war wirklich zu einem hilflosen Baby geworden; er konnte nicht einmal mehr stehen. Ich hob ihn auf, trug ihn zur Liege und hörte ihm einfach nur zu: all sein Schmerz brach aus ihm heraus – sein Verlangen nach Liebe, seine unerfüllte kindliche Sehnsucht nach Nähe und Anerkennung. Er ließ es alles heraus und verbrachte dann das Wochenende bei mir und ließ sich umsorgen.

Dies war Harrys Wendepunkt. Danach konnte er sich Stück für Stück eine Welt aufbauen, die sein großes Verlangen nach Liebe, das er so lange verleugnet hatte, einigermaßen stillen konnte.

Er konnte sich immer mehr aus der Knechtschaft befreien, die mit seiner Mutter zusammenhing – sowohl im Sinne seiner Abhängigkeit von ihr als auch seiner Auflehnung gegen sie. Er wurde stärker, gewann mehr Selbstvertrauen und verlor etwas von seiner Impulsivität. Er hatte es bald nicht mehr nötig, zu stehlen und schmutzige sexuelle Abenteuer zu suchen. Sogar die Knochenmarkseiterung hörte schließlich auf. Sie hörte auf, nachdem Harry von einer Reise zurückkam und erkannte, daß er »das Weite gesucht« hatte, um der Erregung zu entkommen, die seine Selbstgestaltung mit sich brachte.

Bei Harry wurde mir allmählich klar, wie die körperliche Erregung einen Menschen formt, wie der Erregungsfluß die Körpergestalt und das Ausmaß der Ladung bestimmt, die der betreffende Mensch ohne Anstrengung verkraften kann. Ich habe auch erkannt, was geschieht, wenn jemand den Fluß seiner Erregung umgestaltet.

Bei meiner Arbeit mit Harry habe ich für mich zufriedenstellend bewiesen, daß chronische Verspannungen und Verhärtungen tatsächlich den Energiestrom einschränken. Als Harry seine Verkrampfungen löste, überfluteten ihn Ströme von Erregung und Erfahrungen. Was er auch tat, um den Kreislauf seiner Erregung wiederherzustellen, veränderte sein Leben in körperlicher, seelischer und gesellschaftlicher Hinsicht.

Die Arbeit an sich selbst und das schrittweise Annehmen seines Körpers waren für Harry ein Akt der Liebe, waren Ausdruck seiner Bereitschaft, in einer Weise zu lieben, die weder demütigend noch selbstzerstörerisch war. Er brachte es nie fertig, eine Frau sexuell zu lieben; seine Kränkungen und sein Groll waren zu groß. Gleichwohl gelangte er schließlich an den Punkt, wo er seine Kindereien aufgab und eine feste Beziehung zu einem Mann einging. Vorher war er dazu nicht in der Lage gewesen. Und ich habe wirklich begriffen, daß heterosexuelles Verhalten nicht das einzige Ziel ist. Harry wuchs in eine Beziehung hinein, die beständig und wichtig war. Er lebte ein volleres Leben und nahm dessen Gestaltung mehr in die Hand – er konnte die Stärkung annehmen, die von der Liebe anderer Menschen ausgeht und seine eigene Liebe ausdrücken und sich damit eine dauerhafte Bindung schaffen, die ihn zutiefst befriedigte.

Als Harry zum ersten Mal zu mir kam, war er ein geschlechtsloses Wesen. Er war als kleines Kind genötigt worden, zu erstarren. Ich durfte beobachten, wie seine eisige Starre dahinschmolz, und hatte dabei Gelegenheit, mitanzusehen, wie jemand allmählich Beziehungen zum anderen Geschlecht aufnimmt, wie die Kraft eines Mannes sich auf eine Frau zubewegt und was dabei geschieht.

Eine weitere Frucht unserer Arbeit war mein wachsendes Verständnis für die Tatsache, daß viele Männer eine widersprüchliche Einstellung aufrechterhalten, die gleichzeitig zur Idealisierung und zur Herabsetzung der Frauen führt. Der Mann lernt, seiner Mutter zu schmeicheln, jede Dame seiner Bekanntschaft auf einen Sockel zu stellen und den edlen

Beschützer zu spielen. Und er lernt, sie dann schlecht zu behandeln: ihre weibliche Stärke zu schmälern, ihr eine untergeordnete Rolle zuzuschieben und sie in seiner Nähe zu halten, damit er sie jederzeit ficken kann.

Die Forderung, die Frauen sollten bestimmte Rollen einnehmen, geht Hand in Hand mit der Orientierung an bestimmten Rollenvorstellungen für den Mann. Die Mehrzahl der Rollenvorstellungen, die uns in den Modezeitschriften, auf der Bühne und im Film begegnen, enthalten sowohl Idealisierung als auch Verachtung. Eine Frau ist entweder eine Hure oder eine Königin, ein Sexstar oder ein dürres Mädchen mit kurzen Haaren und ohne Brüste. Ein Mann ist ein Macho oder ein Schwuler, ein Gangster oder ein Weichling, ein Wüstling oder ein Clown.

Die Frauen sind natürlich nicht ausschließlich die unschuldigen Opfer. Viele Frauen, die sich in ihrer Lage durchaus wohlfühlen, helfen mit, sie festzuschreiben – sie verachten den Mann, der nicht stahlhart ist, und schwärmen trotzdem vom Homosexuellen, weil er so süß und gescheit und sensibel ist. Auch die Frauen geben sich mit dem Kitzel zufrieden, der heute so »in« ist, anstatt die allmähliche Bildung und Äußerung ihrer eigenen Erregungsenergie zuzulassen.

Die Vorstellungen von der Rolle des Mannes und der der Frau befinden sich in einer Krise. In dem Maße, wie die John-Wayne-Vorstellung vom Mann verschwindet, treten die unterdrückten Gefühle der Männer in Erscheinung, die ihren Geschlechtsgenossen näher sein und zärtlicher mit ihnen umgehen wollen. Diese Gefühle werden zunächst verleugnet und verheimlicht; werden sie ausgedrückt, dann nicht auf individuelle Weise, sondern in stereotypen Formen, die jeder gleich erkennt – wie zum Beispiel als Klaps auf den Hintern des Fußballspielers oder in dem gerissenen weibischen Gehabe des gewöhnlichen Homosexuellen. Wenn die Männer ihre machistischen Stereotype aufgeben und weicher werden, nimmt ihre Fähigkeit, zärtlich zu sein, zu. Vielen fehlt jedoch die individuelle Reife und Beweglichkeit, diese zärtlichen Gefühle zu

150

wahren und auszudrücken. Sie sind unfähig, ihre Zärtlichkeit stärker werden zu lassen. Sie lehnen sie daher entweder kurzerhand ab oder begnügen sich mit einer oberflächlichen Sensibilität. Gleichermaßen suchen die Frauen, die die Rolle der Göttin und Dienerin ablehnen, ihre Befriedigung darin, die männliche Aggressivität nachzuahmen.

In den letzten Jahren haben wir endlich angefangen, einige wirklich andersartige Vorstellungen von dem zu entwickeln, was es heißt, ein Mensch zu sein. Heutzutage kann ein Mann empfindsam sein und sich selbst behaupten. Er kann das eine oder das andere oder beides sein. Und eine Frau kann auch beides sein. Eine Frau muß nicht auf ihre Empfindsamkeit verzichten, um sich behaupten zu können.

Unser Selbst erweitern

Wenn der Körper gefühllos wird, verlieren wir die Verbindung mit uns selbst und mit anderen. Und dann suchen wir etwas, an das wir glauben können. Wenn unser Körper den »Leim« der Verbundenheit nicht fühlt, versuchen wir Gott, das Leben, irgendwo da draußen anzusiedeln. Oder wir projizieren, umgekehrt, unsere eigene Leblosigkeit hinaus und sagen, Gott sei tot und das Leben auf der Erde sei dem Verderben geweiht.
Wer im Kern *seines* Lebens ist, ist im Kern *allen* Lebens. Er fühlt, was sein eigenes Leben ist, und erlebt daher seine Ausdruckskraft und vertraut auf sie anstatt auf den Glauben, den jemand anderes zum Ausdruck bringt.
Ein Zweck unserer Selbsteinschnürung und unserer Beschränkung des Pulsierens ist, ein Gefühl zu erzeugen, das sich nicht auf und ab bewegt, das ohne Rhythmus ist. Wir schaffen ein Gefühl der Reglosigkeit und der Dauer, und es erscheint uns wirklich und ungefährdet, da wir das Auf und Ab unserer pulsierenden Bewegung abgewürgt haben. Wir verengen unser Erleben und versuchen, das Unerwartete auszuschalten, indem wir eine unveränderliche Gestalt, einen unbewegten Menschen schaffen. Die scheinbare Stabilität dieses eingeengten Lebensstils ist jedoch nur eine Einbildung.
Viele Menschen verbinden alles Mögliche mit Hilfe von Gedanken und Erinnerungen, mit Hilfe von Begriffen anstelle von Gefühlen. Wenn wir diese Gehirntätigkeit immer weitertreiben, schaffen wir Ideale, die wir zu erfüllen versuchen. Wir müssen die Ideale mit unserer Energie aufpumpen, sonst wirken sie nicht; daher handeln wir »als ob« oder zwingen uns, zu handeln. Diese Schau, die wir abziehen, und der Zwang, den wir uns antun, erzeugen in uns Verspannungen, von deren Vorhandensein wir nicht einmal wissen. Wir wissen nur, daß

unser Leben schmerzhaft oder stumpfsinnig oder zusammenhanglos oder dürftig – jedenfalls irgendwie unbefriedigend ist. Wenn wir nur mit dem Gehirn Verbindungen herzustellen versuchen, hemmen wir unser Gefühlsleben und schränken die Erweiterung unseres Selbst ein, die uns und unsere Beziehungen neu gestaltet. Auf diesem Boden gedeihen die Ideologien. Ihre Verfechter versuchen, dir die Gefühle und Erfahrungen anderer Menschen nahezubringen, dir zu zeigen, wie andere Menschen sich selbst gestaltet haben. Sie hoffen vielleicht ernsthaft darauf, daß du die gleichen Erfahrungen machen und dein Leben in der gleichen Weise gestalten wirst, aber sie fördern deine eigene Selbstgestaltung und -erweiterung nicht. Jedes System versucht im allgemeinen, die Wunder des Lebens zu beseitigen. Seine Vertreter erklären dir die Wunder und sagen dir, wie du mit ihnen umgehen kannst. Weder sehen sie dich als etwas Wunderbares an, noch zeigen sie dir die Quelle deiner eigenen Lebensgestaltung.

Als ich anfing, meine Grundannahmen, Ideale und Glaubenssätze sowohl gedanklich als auch muskulär in Frage zu stellen, erlebte ich allmählich, wie sich die Dimensionen meines Lebens erweiterten. Ich lernte verstehen, daß meine Erfahrungen und mein Selbstausdruck meine Wahrheit sind und daß meine Art, mein Selbst zu formen, mein Leben ist. Die Selbsterweiterung ist ein aufregender Vorgang, und wird immer erregender, je mehr sie mich zur Individuation drängt. Es gibt keinen Weg zur Erlösung. Was sollte erlöst werden? Wenn wir unser eigenes Leben leben, ergreifen wir von der uns angebotenen Gabe der Erweiterung Besitz und setzen sie ein, um der Gefühlswelt, der Lust und der Befriedigung Gestalt zu verleihen, anstatt Ideale und Glaubenssysteme auszuformen. Wir verbringen unsere Lebenszeit damit, Mensch zu werden, anstatt ein Image aufrechtzuerhalten.

In einem Anhang zu dem Buch *The Psychology of Invention in the Mathematical Field* von Jacques Hadamard, schreibt Albert Einstein, der primäre Wahrnehmungsvorgang sei für ihn muskulär und visuell, und dann arbeite er diese Eindrücke aus, indem er nach einer passenden sprachlichen Ausdrucksweise suche und sie entwickele. Der Biologe Albert Szent-Györgyi schreibt: »Das Leben hält das Leben in Gang« – das Leben baue auf sich selbst auf, wie eine Treppe. Energie, die sich als Tätigkeit ausdrückt, steigert das Interesse und erzeugt mehr Energie und mehr Ausdruck, – selbst beim Zwanghaften, dessen dauernde Geschäftigkeit möglich ist, weil er von seinen Reserven lebt.

Szent-Györgyi weist auch auf folgendes hin: »Wenn man eine Maschine nicht benützt, hält sie länger; wenn man seinen Körper nicht benützt, verfällt er.« Wenn man ständig sitzt, atrophiert das Herz. Wer Dauerlauf macht und viel liebt, hat mehr Energie. Wie er diese Kraft verwendet, hängt vielleicht von seinen Wertvorstellungen ab, aber er hat die Kraft, seine Grenzen zu öffnen, seine Erregung zu steigern und sein Leben gestaltend zu erweitern.

Einmal nahm mich jemand zu einer spiritistischen Sitzung mit, bei der ein Mann, der einen Vortrag hielt, erzählte, er sei in einem früheren Leben ein englischer Priester gewesen und habe nach seinem Tod drei Tage gebraucht, um herauszufinden, daß er tot war, weil er tot lebendiger gewesen sei als lebend.

Paul saß, wie so oft, mit bloßem Oberkörper vor mir – diesmal war er anders. Seine Schultern waren nicht so hochgezogen, wie ich es von dem ängstlichen Burschen kannte, der er sonst war. Er zeigte auch nicht das aufgesetzte Dauerlächeln, mit dem er jede direkte Reaktion zu vermeiden suchte. Er erzählte mir von der Reise, von der er gerade zurückgekommen war; er sagte, diese Erfahrung, die er gemeinsam mit seiner Familie und seinen Freunden gemacht habe, habe ihm ein Gefühl für seine Wurzeln gegeben. Und sein Körper sah auch danach aus – die Schultern gelassen, der Hals entspannt, das Lächeln echt. Noch wichtiger war, daß sein Gefühl, Wurzeln zu haben, sich in einem vertieften Ausholen der Atembewegung ausdrückte. Er hielt seinen Atem nicht mehr im zusammengedrückten Brustkorb fest. Seine Brust hob und senkte sich vor Gefühlen, als er erzählte, er habe jetzt eine neue Beziehung zu seinem Vater und habe eine Stärke in ihm entdeckt, die sich auf ihn übertrage. Paul strahlte, als er dieses starke Gefühl von sich hatte.

Dann fuhr er fort, er fühle sich noch nicht wieder ganz zurückgekehrt nach Kalifornien und sei auch bei der Arbeit oft abwesend. Er sagte, er fühle sich irgendwie durcheinander und er würde wohl etwas länger brauchen, bis er wieder zu seinem alten leistungsfähigen Selbst gefunden habe.

He, sagte ich, da erzählst du mir, wie du eine neue Beziehung zu deinem Vater entwickelt hast, wie stark deine Erregung war und wie sehr sich dein Verbundensein mit dem Leben vertieft hat, und jetzt sagst du, du müßtest dich wieder daran gewöhnen, hier zu sein. Wie könntest du dich anders fühlen als durcheinander, unwohl, ohne Grenzen, unnatürlich, anders als sonst und fremdartig? Du hast dein altes Selbst geöffnet. Du wirst ein anderer Paul. Du hast die Chance, es mit der Welt auf eine andere Weise zu versuchen und deine Beziehung zu deinem Chef, zu deiner Frau und zu mir durch und durch zu erneuern. Also los, nütze sie und bilde dir eine neue Form.

Lieben

Erweiterte Erfahrung ist ein Zustand der Lebendigkeit, in dem das Herz den Kopf außer Kraft setzt. Wir nennen ihn Liebe. Wir können sie jederzeit kosten, wenn wir unserem Körper vertrauen und uns der Unermeßlichkeit unseres Lebens ergeben. Tun wir es, so verstehen wir, daß unser analytisches Bild von der Wirklichkeit nicht die Wirklichkeit selbst ist.

Wenn ein Mann und eine Frau sich vereinigen, geschieht etwas Göttliches. Es ist keine Rückkehr in den Mutterschoß; es ist ein allumfassendes Miteinander-Teilen und Einander-Mitteilen.

Zum Liebesakt gehört, daß durch ihn die Fortdauer des Lebens möglich wird.

Der Ausdruck der eigenen Gefühle formt die Liebesbeziehung. Lieben heißt, seine Rolle fallen lassen und mit seinem erweiterten Selbst zugegen sein. Wir legen die vertrauten Muster ab und nehmen neue Gestalt an. Ich bin nie verliebt, ohne meinen Körper auf neue Weise zu fühlen.

Wenn wir chronisch verkrampft sind, schränken wir unsere Fähigkeit ein, uns liebend zu erweitern. Wir beschränken die Erfahrung unserer Männlichkeit oder unserer Weiblichkeit und wir begrenzen unsere Erfahrung des anderen Geschlechts. Wir verstärken und bereichern unser Leben oder das Leben unserer Freunde nicht. Die Erweiterung ist aber durchaus nicht unbeschränkt. Erweiterung ist Vertiefung von Form und Gefühl.

Eines Tages geschah mir beim Lieben etwas Unerwartetes. Ich fing an, zu pulsieren und die pochenden Wellen der Erregung breiteten sich in meinem ganzen Körper aus. Und dann wurde ich plötzlich inmitten all meiner Lust von einem lähmenden Gefühlsumschwung ergriffen, und etwas in mir schrie laut auf: »Ich lasse nicht los! Und ich hasse dich! Du versuchst, *mich* hinwegzuschwemmen, dessen Identität ich so mühsam aufgebaut habe. Du willst, daß ich mich dir hingebe, aber ich werde es nicht tun!«

Ich machte mir klar, daß diese Stimme Ausdruck meines Gesellschaftsvertrages war, der mir das bleibende Wohlwollen meiner Kultur sicherte. Ich hatte mich verdungen, und meine verdinglichte soziale Rolle wollte meinem Pulsieren nicht nachgeben. Und ich kannte die Tragödie eines Lebens ohne Lebendigkeit. Ich fühlte, wie reduziert das Leben meines gebändigten Rollenspielers im Vergleich zur Lebendigkeit meines ungebändigten Selbst war. Mein soziales Selbst erkannte, daß es zwar lebendig sein, aber sich nicht sein eigenes Leben schaffen konnte. Und es nahm am ungebändigten Selbst Anstoß, das aufgrund seiner Verbundenheit mit allem Leben sowohl lebendig sein als auch formkräftig wirken konnte.

Ich sehe aber zugleich, daß es ebenso einseitig ist, ausschließlich im undifferenzierten Feld der All-Einheit zu leben, wie nur in der Welt der gesellschaftlichen Rollen sich zu bewegen. Völlig ohne Grenzen zu sein bedeutet, sowohl individuelle Lust und Freude als auch individuelle Kränkung und Verzweiflung zu überspringen. Grenzenlos zu sein heißt, körperliches Dasein und menschengemäße Erdung zu vermeiden.

Man kann durchaus zu erweiterter Erfahrung fähig sein, aber die Erfahrung wird keine Wurzeln schlagen, solange man sie nicht in die Erde pflanzt und ihre Wirklichkeit ausbaut, indem man sie bewahrt und bodenständig macht und das eigene Selbst und die soziale Wirklichkeit gestaltet. Gibt es ein größeres Wunder als das unserer Fleischwerdung, das Wunder unserer »Leibhaftigkeit?« Unser körperhaftes Leben grenzt sich ein und entgrenzt sich, wird Fleisch und verläßt es und schafft in der Erfahrung der vielgestaltigen Lebensschichten, die »wir« sind, das Rätsel Mensch.

Ich sehe das Leben nicht als Kampf der Gegensätze an, sondern als schwingendes Kräftefeld ständig sich neu ordnender Erregungsmuster. Wir pulsieren gemeinsam im gewaltigen Meer der Schöpfung. Einige ziehen sich gerade zusammen, einige dehnen sich aus – aber wir sind alle im gleichen Meer der Schöpfung.

Dieses Meer der Stetigkeit gibt meinem inneren und meinem äußeren Raum Form, gestaltet mein begrenztes und mein unbegrenztes Selbst. Wenn ich mich verschließe, bin ich im Innenraum; wenn ich mich öffne, bin ich im Außenraum.

Ich erinnere mich an einen Tag in Deutschland, an dem ich sehr bei mir war. An diesem Morgen war ich voller Mut, ging auf einen Baum zu und faßte ihn liebevoll an. Ich schaute den Baum an und sah, wie er bebte und pulsierte – und ich meine nicht das Schwanken im Wind. Ich legte meine Arme um seinen Stamm. Ich spürte, wie er Wellen hervorbrachte, die auf- und abwärtsliefen und mit dem Schwingungsmuster zusammenhingen. Ich begriff, daß der Baum dieses Schwingungsmuster *war*.

Ich spürte das Schwingen des Baumes, und ich spürte mein eigenes Schwingen. Dann ging ich ein paar Schritte zurück und ließ den Baum noch einmal auf mich wirken; diesmal nahm ich ihn als schwingende Wirklichkeit wahr, die sich zwischen meinem Gefühl, den Baum in mir zu haben, und dem Erleben des Baumes, der einige Schritte von mir entfernt war, hin und her bewegte. Ich war verblüfft, wie der Baum und ich eine Art Zwiegespräch führten, die meine »Sehweise« des Baumes, meine Art, ihn zu erleben, ständig wechseln ließ – manchmal war sie subjektiv, manchmal objektiv; manchmal war er in mir, dann wieder dort drüben.

Ich ging weg und war von Ehrfurcht vor dem ergriffen, was geschehen war. Und von da an bemerkte ich, daß ich immer deutlicher spüren konnte, wie mein eigenes Schwingen und Pulsieren meine Welt erweitert. Immer wenn ich die Verbindung fühlen konnte, erlebte ich mich in einem fortdauernden Zwiegespräch mit dem Kraftfeld meiner Umgebung. Ich hatte auch das Gefühl, ich sei verrückt, so könne man doch nicht sein. Schließlich hatte mich niemand gelehrt, daß mir meine Welt durch das Zwiegespräch unserer Schwingungsfelder vermittelt wird. Ich hatte immer nur gelernt, die Welt an einer Stelle festzusetzen. Man hatte mir immer gesagt, der Baum sei *dort* und man gehe zum Baum *hin* – und nicht, der Baum und ich hingen durch eine Unterströmung von Gefühlen zusammen.

Das Strömen des spirituellen Tieres

Tiefempfundene Liebe beginnt mit dem Strömen im eigenen Körper. Dieses Strömen erfüllt das Selbst mit so viel Gefühl, daß es die eigenen Grenzen überschreitet, zu anderen Menschen überströmt und die eigene Verbundenheit mit ihnen vergrößert. Jeder, der es erlebt hat, hat auch erfahren, was es bedeutet, man selbst zu sein und mit der Welt eins zu sein, zu erkennen, daß alles im Fluß ist, und sich dennoch ruhig zu fühlen, in der Welt zu leben, ohne alles mit der Erkenntnis durchdringen zu wollen, und ihr dennoch zu vertrauen.

Wie gelingt uns das? Wir brauchen gar nicht erst dorthin zu gelangen, wir sind schon dort angelangt, wir sind schon »gelungen«.

Wenn irgendwo in Ihnen ein Funke Erregung ist – auch wenn es nur an einer winzigen Stelle im Ohrläppchen kneift – lassen Sie zu, daß sie sich ausbreitet. Und beteiligen Sie sich an Ihrer Selbstformung!

Jedes Quentchen Erregung ist zart und zerbrechlich. Es ist gar nicht so mächtig. Es ist beharrlich, es ist stark, und doch ist es zart und zerbrechlich. In einer ungünstigen Umgebung schrumpft es zusammen. Die Erregung kann »überwintern«, wenn die Umstände ihrer Ausbreitung und Formwerdung nicht förderlich sind.

Manchmal kommt eine Frau zu mir in Behandlung und sagt: »Ich muß frigide sein. Ich arbeite schon einige Zeit daran, aber ich fühle beim Verkehr nichts.« Ich antworte dann: »Nun hören Sie mal zu: Geben Sie erst einmal die Vorstellung auf, daran arbeiten zu wollen, und erzählen Sie mir – oder sich selbst – einfach, *was* Sie erleben.« Die Frau sagt darauf vielleicht: »Ich erlebe ein Vorgefühl von mehr Empfindung.« Ich frage sie daher: »Nun, wo lokalisieren Sie die Erregung, die in diesem Vorgefühl steckt?« Sie sagt vielleicht: »Ich fühle sie im Kopf und in der Brust, und ich habe das Gefühl, daß sie nicht über meinen Nabel hinausgeht.« Ihr erster Schritt ist, zu entdecken, was vor sich geht. Dann kann sie dies ausdrücken lernen. Und dann fängt sie an, sich zu weiten.

Mit welcher Haltung begegnen Sie der Welt jetzt im Augenblick? Begegnen Sie der Welt mit Vorsicht oder halten Sie sich die Welt vom Leibe? Begegnen Sie ihr depressiv und zurückgezogen? Mit Schwulst und Aufwand? Bestimmen Sie die Haltung, mit der Sie die Welt begrüßen und suchen Sie die Stelle in Ihrem Körper, wo diese Haltung sitzt. Im Nacken? In den Augen? Sitzt sie im Magen oder in den Schultern oder in den Knien? Welchen Ort und welche Eigenart Sie ihr auch geben mögen – machen Sie sich klar, wie sie Ihre Gedanken und Handlungen, Ihr Selbst und Ihre Reaktionen formt. Wenn Sie Ihre gegenwärtige Gestalt annehmen, fördern Sie Ihre Selbsterweiterung.

Ich verstehe Spiritualität als Steigerung der Erregungsvorgänge des Menschentiers. Religiöse Erfahrung, frei von all ihrem Un-Sinn, ist lebendige Erfahrung. Sie ist unsere lebendige Erfahrung, und sie ist die Lebendigkeit dessen, was wir erfahren. Ihre Tiefe und ihre Stärke entsprechen der Tiefe und Stärke unseres Strömens.

Unser Strömen ist unser biologisches Kräftefeld, das Feld unseres verkörperten Lebens. Das Erleben unseres Strömens ist spirituelle Erfahrung. Unser Strömen zu leben und an der Formwerdung unseres Lebens teilzuhaben, ist das wahre Geheimnis und Glück unseres Daseins.

Das Wichtigste, was wir für unser Selbst tun können, ist, dem Körper zu vertrauen, der uns als Menschen formt.

Meine Vision

Ich verwende das Bild vom Körper als Gestänge, an dem ich mich zwischen den verschiedenen Seiten meiner Existenz hin und her bewegen kann. Die eine Seite meiner Existenz ist, daß ich dich sehe und mit dir rede und daß die Gegenstände einer Übereinkunft gemäß unterschieden werden. Und dann gibt es die andere Seite meiner Existenz, in die ich mich analytisch nicht hineindenken kann. Ich komme an einen Punkt, wo ich mein Denken nicht weiter vorantreiben kann. Meine Einsichten stoßen an ihre Grenze. An dieser Stelle blitzen meine Intuitionen auf und dringen zur Oberfläche durch, das Pulsieren und die Gefühle werden stärker. Diese Erregungssuppe aus Intuitionen, Pulsationen und Gefühlen, aus der meine Form herkommt, ist das große Universum selbst.

Das Innere meines Körpers ist eine Welt gefühlter Möglichkeiten, eine Welt der Ungeschiedenheit, zeitlos und unendlich. Sie lebt und ist voll Lebenslust. Ich tauche in sie ein, und dann tauche ich wieder auf, ziehe mich zurück und denke über die Erlebnisse beim Tauchen nach.

Zwischen den beiden Seiten meiner Existenz, den beiden Aspekten meines Lebens – des öffentlichen Lebens und des privaten Lebens meines Körpers – gibt es einen Zwischenzustand, einen Verbindungsgang. Diesen Zwischenzustand kann ich am besten so beschreiben: »Hier bin ich! Und dort ist die Welt.« Immer wenn ich eine neue Dimension des Lebens entdecke, erlebe ich sie als immer schon vorhanden. Dort ist die Welt, und hier bin ich, und der Rest ist Erinnerung.

Wir verwenden Bilder, damit wir unsere Erfahrung mitteilen können. Ich verwende das Bild vom Körper. Das körperbezogene Bild läßt die öffentliche Welt lebendig erscheinen und bewahrt den Glauben meiner privaten Existenz.

Mein Lebendigsein und meine Gestaltungskraft steigen aus dem lebendigen Ozean auf, in dem unsere Zellen schwimmen. Die Erfahrung dieses Meeres von Erregung läßt mein »Gesicht«, mein Sinnbild, entstehen.

In einer Nacht im Jahre 1959, in der ich wach im Bett lag, hatte ich ein Erlebnis, das die Biologie und die Psychologie für mich eins werden ließ und mein Verständnis des Entwicklungsvorgangs vervollkommnete, der unter dem Namen »Selbst« abläuft.

Ich lag auf dem Rücken und dehnte die verhärteten Stellen in meinem Körper. Ich fühlte, wie sie sich lockerten. Ohne daß ich es bemerkt hätte, gab dies den Anstoß für eine pulsierende Welle, die an meiner Vorderseite auf und ab lief. Ich fühlte, wie mein Gehirn sich öffnete. Und ich hatte ein Gesicht: ich sah eine grüne, lebhafte Schlange, die sich aus meinen Eingeweiden heraus und nach oben in meinen Kopf hinein zu winden schien. In der darauffolgenden Nacht geschah dasselbe, nur schien es diesmal, als schlüpfe die Schlange durch einen silbernen Ring, während sie sich in meinen Kopf hineinschlängelte.

Ich konnte sehen, daß sich die Schlange in mir bewegte und hatte gleichzeitig das Gefühl, ich selbst sei die Schlange. Ich wechselte zwischen diesen beiden Eindrücken hin und her: zwischen der objektiven und der subjektiven Wahrnehmung. Dort war die Schlange und in mir war das Gefühl des Fließens. Ich hatte ein Gesicht und ich hatte ein Gefühl. Und das Pendel meiner schwingenden Wahrnehmung erzeugte ein eiförmiges Feld, das sich paradoxerweise in alle Richtungen unendlich weit ausdehnte. Während der darauffolgenden Jahre baute ich die Verbindung mit meiner Schlange aus. Ich spürte allmählich den Zusammenhang zwischen ihrer fließenden Bewegung und meinem Geformtwerden, meiner Entwicklung über das Gewohnte hinaus. Ich lernte die Erregungsspirale annehmen, die sich nach oben wand und nach außen ging, die sich abwärts und nach innen bewegte – sie war Ausdruck meiner Erregung, einmal begrenzt, dann entgrenzt, einmal bewahrt und dann wieder frei fließend. Ich hatte das Gefühl, meine Schlange sei mein Selbst. Ob ich sie nun in den Randzonen meines Körpers oder tief in mir spürte – ich konnte deutlich fühlen, daß sie mich ganz und gar durchdrang. Und je mehr ich aus diesem Gefühl lebte, desto mehr entwickelte ich mich zu einem sich fortwährend gestaltenden und vergrößernden Erregungsfeld.

Eines Tages im Herbst 1964, als ich mein Strömen in all seiner Klarheit spürte, wurde ich auf die heftige Bewegung meiner Schlange aufmerksam, die sich von den Eingeweiden in die Gegend des Brustbeins emporwand, und zwar sowohl im Körper als auch an seiner Oberfläche. Ich konnte sehen und fühlen, wie der Strom der Erregung mich wachsen ließ und aus mir einen »herzlicheren« Menschen machte. Einige Nächte später – es war eine unruhige Nacht – spürte ich zuerst einen Schmerz in der Brust und dann das Fließen, das sich einen Weg durch mein Zwerchfell bahnte. Ich hatte die Vorstellung, eine Schlange bohre sich mitten durch eine Orangenscheibe. Den ganzen nächsten Tag umhüllte mich eine kreisende Wärme, die aus meinem Inneren kam und mich nährte. Meine Welt war voller Schwingen und Beben und Gedichte strömten aus mir heraus – die mir Gestalt verliehen und mich erneuerten, indem sie mir neue Formen zeigten.

Kurz darauf hatte ich zwei weitere Schlangen-Erfahrungen, die in ihrer Struktur den vorangegangenen darin ähnelten, daß sie ebenfalls meine Wahrnehmung und meine Teilhabe steigerten. Das eine Mal nahm ich zu meinem Erstaunen wahr, daß eine Schlange zusammengerollt in einem Bereich rings um das Becken lag. Etwas später im gleichen Monat erlebte ich eine Schlange, die sich entrollt hatte, sich emporwand und in meinen Kopf einzudringen versuchte. Beide Male reagierte ich mit entsetzlicher Angst, bis mir klar wurde, daß die Schlange ich selbst war – wohin sie sich auch immer ausbreiten mochte, ob in den Kopf, in die Brust, ins Zwerchfell oder in das Becken. Und ich war eine freundliche Schlange. Die Schlange war ich selbst, und gleichzeitig verlieh sie meinem Selbst mehr Ausdehnung, mehr Erweiterung. Sie war mein gegenwärtiges Leben, und sie war mir die Verheißung eines reicheren Lebens.

Die Schlange ist, wie ein weiteres Ereignis zeigt, meine persönliche Schau des formbildenden Prozesses. Ich erlebte ein starkes Strömen, das auf beiden Seiten meines Körpers nach oben ging, und dann sah ich nicht eine, sondern zwei Schlangen. Beide Schlangen entsprangen aus einem einzigen Schwanz im kleinen Becken, die eine wand sich auf der linken Seite empor und die andere auf der rechten. Es war, als seien sie im Zwiegespräch miteinander und trügen dieses Zwiegespräch in mein Gehirn. Dort angelangt, hielten sie inne, als reichten sie sich die Hand. Dann verschmolzen ihre Köpfe miteinander.

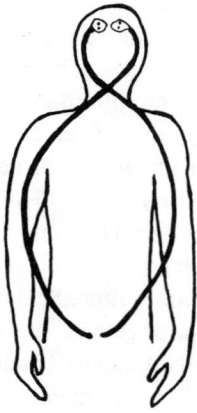

Als ich die Struktur des Schlangendialogs näher betrachtete, sah ich, daß er eine Schleife bildete, die etwas mit Enthaltung und Bewahrung zu tun hatte. Die Schlangen trennen sich im Becken, steigen hoch und bilden ein offenes Gefäß. Sie überkreuzen sich einmal. Dann verschließen sie das Gefäß. Anstatt sich nun in Achterfiguren weiterzuschlängeln, kehren sie um und bewegen sich auf gleichem Weg zurück. Ein wesentlicher Punkt dieses Kreislaufs ist das *Innehalten* der

Köpfe der Schlangen, ehe sie miteinander verschmelzen. In dieser »schöpferischen Pause« fällt die einvernehmliche Entscheidung, wo die Grenzen aufgelöst, wo sie umgestaltet und wo sie neu gezogen werden – was aufgegeben, was ertragen und was bewahrt wird.

Obschon es sich um einzelne Ereignisse handelt, hängt die fließende Bewegung der Schlange mit dem Fluß der Atmung zusammen. Beide erzeugen das Gefühl, man dehne sich fortwährend aus und ziehe sich wieder zusammen. Oft können wir das Pulsieren und Strömen im Innern des Körpers und auch manchmal an seiner Oberfläche leichter verspüren, wenn wir die Luft anhalten. Die Bewegung geht von den Füßen zum Kopf und vom Kopf zu den Füßen.

Als die Schlange und ich unsere Beziehung aufbauten, fühlte ich immer deutlicher, daß sich in meinem Erregungsfluß vom Becken zum Kopf und vom Kopf zum Becken eine qualitative und quantitative Änderung vollzog. Die Schlange wand sich immer wieder in meinen Bauch hinauf und erschien mir wie ein unbestimmter Liebes- und Vertrauensimpuls. Dieser Impuls wurde weicher und zarter, als sie sich durch mein Herz, meine Mitte, hindurchschlängelte. Wenn sie in den Kopf hinaufdrang, erzeugte sie ein Bild oder eine Einsicht oder eine verfeinerte Wahrnehmung, die sich von umfassenden, ganzheitlichen Wahrnehmungen deutlich unterschied. Wenn ich meine Energie vom Kopf nach unten ableitete, wurden zuerst meine Gedankenbilder frei. Dann steigerte sich die Erregung meiner Schlange, während sie sich abwärts durch den Brustkorb in das Becken, die Beine und die Füße bewegte – und dabei die Verbindung mit meiner unentfalteten Umwelt, mit meiner schöpferischen Leere, erhellte und verlebendigte.

Ich verstand mit der Zeit, daß meine Schlange das Kontinuum meiner Erregung und der Strukturbildner meiner Vorstellung, meiner Gefühlswelt und meines Handelns ist. Sie faßt meine molekulare und zelluläre Geschichte, mein vergangenes und mein gegenwärtiges soziales Leben zusammen und drückt all das immer wieder aus. Und das Kreisen meiner Lebensgeschichte verankert mich im Fleisch meines Körpers. Die Schlange ist mein Orakel des formbildenden Prozesses.

Die Schlange wirkt nach ihren eigenen Gesetzen. In der Welt der Schlange scheinen sich die gewöhnlichen Grenzen von Raum und Zeit zu erweitern. Der Raum erscheint unendlich ausgedehnt, und die Zeit schreitet nicht mehr nur geradlinig voran. Die Zeit scheint nicht zu vergehen. Es gibt auch so etwas wie Vergangenheit, Gegenwart und Zukunft nicht. Der Erregungsfluß offenbart sich wie die Blitze eines Stroboskops oder wie das Bildmuster in einem Kaleidoskop. Ereignisse werden zwar wahrgenommen und erinnert, aber sie gehören nicht dem Ablauf der Uhrzeit an.

Mein Erleben der Schlange hat mir zu verstehen gegeben, daß es verschiedene Bereiche der Existenz gibt. Ein Teil von mir gewinnt in der raumzeitlichen Welt Gestalt. Ein anderer Teil von mir erschafft Raum und Zeit.

Das Persönliche ist auch das Universale. Die Schlange, die ich als mein sich gestaltendes Selbst wahrnehme, ist ein archetypisches Urbild, das fast alle Kulturen verwendet haben, um das Wachstum und die Verwandlungsvorgänge des Lebens darzustellen. Diese evolutionäre Eigenschaft des Ausdrucks entfaltet sich wie die Wellen des Meeres, die Doppelspirale der DNA, die verschlungenen Wege der Blutgefäße und der Nerven, die Rhythmen des Wachens und Schlafens, des Aufstehens und Sich-Hinlegens, der Gefühle der Trennung und des Einsseins.

Die Schlange ist meine Vorstellung davon, wie ich mich zwischen der horizontalen und der vertikalen Welt hin und her bewege. Sie lehrt mich, wie ich aufwache und wie ich mich beruhige, wie ich Kontakt aufnehme und wie ich mich verabschiede. Sie ist ein Bild der Erweckung und der Erneuerung, das ausdrückt, wie sich die Erregung meines Körpers durch die Spalten meines Gehirns hindurchschlängelt. Sie ist ich selbst, wie ich mit mir über meinen eigenen formbildenden

166

Prozeß und über das aufregende Gefühl rede, zuerst Person und dann soziales Wesen zu werden. Mein Bild der Schlange ähnelt dem Bild der Brooklyn Bridge bei Henry Miller, die auf dem Weg vom Zuhause in die Arbeit, von der Heimat in die Ferne – vom Unbewußten ins Bewußte, und von dort zurück ins Unbewußte liegt.

Ihr eigenes Sinnbild kommt vielleicht im Traum zu Ihnen, oder beim Tagträumen oder beim Lieben. Es taucht wieder auf. Es ist Ihr Freund. Und es offenbart Ihnen, wie Sie mit dem Universum und mit anderen Menschen Verbindung aufnehmen und verbunden sind. Es ist unpersönlich, aber Sie machen es zu etwas Persönlichem. Henry Millers Brücke gehört ihm nicht, und trotzdem hat er sie zur seinen gemacht. Die Schlange gehört niemandem, und trotzdem habe ich sie mir zu eigen gemacht.

Anhang

Zwei Wege zur Erdverbundenheit

Wenn Sie an dieser Stelle aufgrund Ihrer Lektüre ein Anwachsen der Erregung verspüren, könnten wir versuchen, sie zu erden. Falls Sie sich langweilen, können Sie sich vielleicht ein wenig aufladen. Oder vielleicht möchten Sie einfach erleben, wovon ich geredet habe.

Ziehen Sie die Schuhe aus und stellen Sie sich mit parallel ausgerichteten Füßen hin. Die Füße sollten etwa fünfzehn Zentimeter voneinander entfernt sein. Behalten Sie die Füße an Ort und Stelle und gehen Sie etwas in die Knie; spreizen Sie die Knie nun noch etwas mehr, so daß Sie sich schließlich in einer Art Hockstellung befinden.

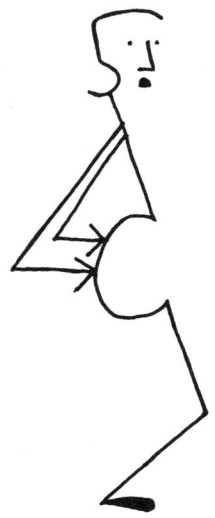

Stemmen Sie jetzt Ihre Fäuste beidseits der Wirbelsäule ins Kreuz. Drücken Sie so lange, bis Sie eine Lockerung im Unterbauch verspüren. Lassen Sie Ihr Gesäß hervortreten.

Drücken Sie weiterhin mit den Fäusten ins Kreuz. Es tut wahrscheinlich weh, aber richten Sie sich noch nicht wieder auf und schaukeln Sie nicht mit dem Becken vor und zurück. Der Schmerz ist Ausdruck Ihres Widerstands gegen eine Menge Gefühl. Versuchen Sie nicht, den Widerstand zu verringern; erleben Sie ihn einfach. Vielleicht spüren Sie auch ein leichtes Zittern; wenn ja, was lernen Sie dabei?

Der nächste Schritt ist das tiefe Atmen; atmen Sie tief in den Bauch, bis unter den Nabel, hinein. Ziehen Sie die Luft tief in sich hinein. Tun Sie das etwa zwei Minuten lang. Machen Sie ganz langsam.

Lassen Sie nach einigen Minuten einen Ton kommen, gleichgültig welchen. Ich finde »Aaaah!« oder »Ooooh« sehr wirksam, aber es kann auch ein Knurren, Weinen oder Schreien sein. Vielleicht spüren Sie, wie es aus dem Bauch und dem Becken aufsteigt.

Sprechen Sie Ihren Namen aus. Sagen Sie ihn eine Weile immer wieder und lassen Sie zu, was Sie empfinden. Vielleicht werden Sie etwas wackelig. Vielleicht empfinden Sie dabei Lust. Oder Mißtrauen. Ihre Empfindungen sind Ausdruck Ihres augenblicklichen Geerdetseins. Spüren Sie in Ihren Geschlechtsteilen etwas? Im Gesäß? In den Füßen?

Richten Sie sich jetzt auf, ohne die Knie steif zu machen. Legen Sie Ihre Hände auf den Kopf. Stehen Sie einfach da und fassen Sie in Ihrem Erleben Fuß.

Wenn Sie sich hinsetzen, behalten Sie bitte beide Füße auf dem Boden.

Machen wir weiter.

Stehen Sie mit leicht einwärts gedrehten Füßen; die Füße sollen nicht zuweit voneinander entfernt sein. Beugen Sie sich vornüber, mit lockeren Knien und hängendem Kopf, und legen

Sie die Fingerspitzen auf den Boden. Lehnen Sie sich nicht nach vorne; bleiben Sie mit dem Gewicht auf den Beinen.

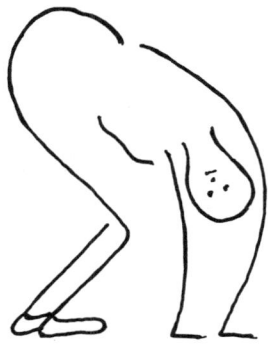

Bewegen Sie sich nun in den Knien ein ganz klein wenig auf und ab, indem Sie sie etwas strecken und dann wieder etwas beugen.

Lassen Sie den Bauch heraushängen und die Eingeweide locker fallen. Und atmen Sie nun ebenso wie bei der ersten Übung: tief in den Bauch hinein. Spüren Sie Ihrem Atem nach, wie er sich ins Kreuz und ins Gesäß hinein ausbreitet. Spüren Sie, wie Gesäß, Oberschenkel, Waden und Füße mit dem Ein- und Ausströmen des Atems zu pulsieren beginnen. Dieses Pulsieren öffnet uns für die Kommunikation und für die Verbundenheit mit dem Erdboden.

Wenn sich Schmerzen oder ein Unbehagen bemerkbar machen, sehen Sie sie als wortloses *Nein* an. Es drückt Ihren Widerstand aus, Ihr *Nein* zur Verbindung mit sich selbst und mit dem Boden. Äußern Sie nun Ihr *Nein* in Worten. Machen Sie es sich bewußt und übernehmen Sie Verantwortung dafür.

Atmen Sie weiterhin tief in den Bauch hinein. Strecken Sie jetzt die Knie einen Zentimeter mehr – in den Schmerz hinein. Vergewissern Sie sich, ob Sie immer noch in den Bauch hinein atmen. Lockern Sie Ihr Gesäß. Atmen Sie weiter. Vielleicht spüren Sie, wie die Beine und das Gesäß zu zittern anfangen.

Wenn Sie mehr Schmerzen empfinden, sagen Sie wieder »nein!«.

Lassen Sie sich nun auf die Knie fallen und legen Sie den Kopf auf den Boden. Lassen Sie mit dem Ein- und Ausatmen Ihre ganze Rückseite sich öffnen und schließen, sich ausdehnen und sich zusammenziehen.

Gehen Sie nun ganz allmählich in die ursprüngliche vornüber gebeugte Haltung zurück, wobei die Füße und die Fingerspitzen auf dem Boden bleiben. Lassen Sie sich dann in den aufrechten Stand zurückfinden.

Setzen Sie sich, wenn Sie das Bedürfnis danach haben. Vergessen Sie nicht, die Füße auf der Erde zu lassen.

Wenn wir fallen, reagieren wir instinktiv, indem wir uns zu einer Kugel zusammenrollen und die Haltung des Embryos einnehmen. Die beiden eben beschriebenen Übungen sollen Ihnen bewußt machen, daß Sie Bauch und Beine verspannen, um Fallempfindungen und andere gefährliche Gefühle auszuschalten. Wenn Sie in der Vorderseite und in der unteren Hälfte Ihres Körpers nichts spüren, haben Sie keine gute Verbindung zum Boden. Sie wissen nicht genau, was Sie in Beziehung zur Erde geben und nehmen. Wenn Ihr Körper nicht pulsiert, neigen Sie leicht zu der Überzeugung, angespannte Beine und ein harter Bauch seien normal. Sie identifizieren sich mehr mit dem Gefühl der Zurückhaltung als mit dem Gefühl des Loslassens und Herauslassens. Viele Menschen meinen, Härte sei ein Ausdruck der Stärke. Härte ist aber vielmehr Ausdruck angestrengter Willensherrschaft und einer Steuerung, die vom Kopf ausgeht. Die Entspannung bedroht das starre Gefühl der Selbstbemeisterung.

Die meisten Menschen empfinden in der Anal- und Genitalregion Furcht. Unser Unterleib hat sowohl liebende Gefühle empfangen als auch Drill hinnehmen müssen. Im allgemeinen findet in unserer Kultur das letzte Restchen an engem Körperkontakt zwischen Mutter und Kind statt, wenn die Mutter beim Windelwechseln das Hinterteil des Kleinen pudert. Dann folgen die Reinlichkeitserziehung und die Schamgefühle. Wir errichten um die Idee von Steuerung und Kontrolle ein ganzes System sozialer Belohnungen.

Selbstbeherrschung zu lernen ist nichts Schlechtes. Wer die Fähigkeit hat, sich zu beherrschen, ist durchaus in Ordnung. Die Schwierigkeiten treten aber auf, wenn wir mit der Selbstbeherrschung nicht mehr aufhören können, wenn wir dieses verdammte Ding nicht aufgeben können. Wir können nicht mehr zurück zum Ozean der Gefühle; wir haben keinen Anteil mehr an unserem fühlenden Selbst. Dann werden Herrschaft und Kontrolle zu einer Quelle des Machtgefühls. Der Teil von uns, der uns steuert – der beobachtet, analysiert und kritisiert – hat schließlich ein Interesse daran, daß wir uns nicht geerdet und nicht verbunden fühlen.

Die Selbstformung geht Hand in Hand mit unserer Art, *nein* zu sagen. Das Leben unseres *Nein* hängt von der Energie des Körpers ab. Wenn wir mit unseren Empfindungen und Gefühlen in Verbindung sind, wird uns klar, daß unser Steuermann in unserer Lust seine Wurzeln hat und an unserer Lust teilnimmt. Dann ist er keineswegs mehr Kontrolleur oder Lenker. Er wird ein Werkzeug, mit dessen Hilfe wir unseren Lebensgenuß und unsere Selbstentfaltung steigern, anstatt uns von ihm kritisieren und einengen zu lassen.

Wiederholen Sie diese Übungen. Vielleicht können Sie Ihr Lusterleben steigern und mehr Erregung für Ihre Selbstgestaltung freisetzen.

Aus dem großen Füllhorn
göttlichen Willens
findet die Form zu sich selbst.

173

Dank

Meine Freunde, deren Bücher mich geformt haben:

Karlfried *von Dürckheim:*
Japan und die Kultur der Stille. – Hara. Die Erdmitte des Menschen
– Der Alltag als Übung. Vom Weg zur Verwandlung.

Nina *Bull:*
The Attitude Theory of Emotion. – The Body and its Mind.

Alexander *Lowen:*
The Physical Dynamics of Character Structure (dtsch. Ausg. in Vorb.:
Kösel). – Liebe und Orgasmus. Ein Weg zu menschlicher Reife und
sexueller Erfüllung. – Der Verrat am Körper.

Ola *Raknes:*
Wilhelm Reich und die Orgonomie.

David *Boadella:*
Wilhelm Reich: The Evolution of His Work. – Herausgeber der
Zeitschrift »Energy and Character«.

Jack *Grant,* der mir beim Schreiben dieses Buches geholfen hat, bin ich
zu großem Dank verpflichtet.

Center for Energetic Studies
Das Center for Energetic Studies in Berkeley, Kalifornien,
beschäftigt sich unter der Leitung von Stanley Keleman mit
dem Studium des Lebens unseres Körpers. Das Zentrum
widmet sich vor allem dem »Biodrama« unseres Lebens und
dem Vorgang, wie die Rhythmen und Zyklen der Gefühle
und Bedürfnisse unseren Körper und unser Leben formen.

ZWEITER TEIL

ALTERNATIVEN ZUR INTROSPEKTION

Das Leben genießen mit mvg-Paperbacks

Ernest Dichter
**Überzeugen –
nicht verführen**
Die Kunst, Menschen zu
beeinflussen
1981, 279 Seiten,
Broschur, DM 9,80
020 740

Ulrich Erwin Hasler
**Innere Heilkraft wecken und
mobilisieren**
1981, 220 Seiten,
Broschur, DM 9,80
020 750

Jörg Müller
**Der Umgang mit sich und
anderen**
1981, 151 Seiten,
Broschur, DM 7,80
020 760

Clement Stone
Der unfehlbare Weg zum Erfolg
1981, 241 Seiten,
Broschur, DM 9,80
020 770

Heinz-Gerhard Franck
**Fitnesstraining für
Vielbeschäftigte**
1982, 154 Seiten,
Broschur, DM 7,80
020 820

Edda Biesterfeld
**Die Kunst, als Frau
allein zu leben**
1982, 224 Seiten
Broschur, DM 9,80
020 790

George Mikes
**Nimm das Leben nicht
zu ernst**
1982, 194 Seiten
Broschur, DM 9,80
020 780

Klaus Klein (Hrsg.)
**Der »gesunde« Umgang
mit Ärzten, Krankenhäusern
und Kassen**
Ein Ratgeber für Patienten
1982, 186 Seiten
Broschur, DM 7,80
020 800

Nils-Olof Jacobson (Hrsg.)
**Neue Wege zur
Gesundung von Mensch
und Umwelt**
1982, 194 Seiten
Broschur, DM 9,80
020 810

Das Leben genießen mit mvg-Paperbacks

Philip G. Zimbardo
Nicht so schüchtern
So helfen Sie sich selbst aus Ihrer
Verlegenheit
2. Auflage 1981, 304 Seiten,
Broschur, DM 9,80
020 502

Robert J. Ringer
Werde Nr. 1
Du bist Dir selbst der Nächste
2. Auflage 1981, 256 Seiten,
Broschur, DM 9,80
020 512

Werner Correll
**Menschen durchschauen und
richtig behandeln**
Psychologie für Beruf und Familie
3. Auflage 1981, 288 Seiten,
Broschur, DM 9,80
020 523

Walter A. Appel
Biorhythmik
Die biologische Erfolgsuhr
2. Auflage 1981, 159 Seiten,
Broschur, DM 7,80
020 532

Vera F. Birkenbihl
Freude durch Stress
2. Auflage 1981, 160 Seiten,
Broschur, DM 7,80
020 542

K. F. Jackson
**Die Kunst der
Problemlösung**
1980, 272 Seiten,
Broschur, DM 9,80
020 560

Joseph D. Cooper
**So schafft man mehr
in weniger Zeit**
1980, 320 Seiten,
Broschur, DM 9,80
020 570

Binder/Binder/Rimland
Psycho-Fahrplan
Die wichtigsten Methoden zur
Überwindung psychologischer
Probleme
1980, 288 Seiten,
Broschur, DM 9,80
020 580

Wolfgang Zielke
**Techniken für ein besseres
Gedächtnis**
1980, 208 Seiten,
Broschur, DM 7,80
020 590

Robert Maurin
**Mehr Glück durch
Entspannung**
Autogenes Training, Biofeedback,
Yoga, Gruppendynamik, Psycho-
drama, Wachtraum, Meditation,
Zen
1980, 240 Seiten,
Broschur, DM 9,80
020 600

Wolfgang Zielke
Mach Dich effektiver
Ein Selbst-Management-
Programm
1980, 212 Seiten,
Broschur, DM 9,80
020 630